- 国家卫生健康委员会“十三五”规划教材
- 全国高等学校配套教材

供眼视光学专业用

眼视光学理论和方法实训指导

第2版

主　编　瞿　佳

编　者（以姓氏笔画为序）

邓如芝　温州医科大学
徐菁菁　温州医科大学
林　娜　温州医科大学
瞿　佳　温州医科大学
林　蒙　温州医科大学

审　校（以姓氏笔画为序）

王保君　新乡医学院
郭　锐　南京中医药大学
杨智宽　中南大学
蒋　沁　南京医科大学
胡　亮　温州医科大学
瞿　佳　温州医科大学
贾　丁　山西医科大学

人民卫生出版社

图书在版编目（CIP）数据

眼视光学理论和方法实训指导 / 瞿佳主编 .—2 版
.—北京：人民卫生出版社，2019
ISBN 978-7-117-28767-8

Ⅰ. ①眼… Ⅱ. ①瞿… Ⅲ. ①屈光学 – 高等学校 – 教学参考资料 Ⅳ. ①R778

中国版本图书馆 CIP 数据核字（2019）第 157608 号

眼视光学理论和方法实训指导
第 2 版

主　　编： 瞿　佳
出版发行： 人民卫生出版社（中继线 010-59780011）
地　　址： 北京市朝阳区潘家园南里 19 号
邮　　编： 100021
E - mail： pmph @ pmph.com
购书热线： 010-59787592　010-59787584　010-65264830
印　　刷： 北京铭成印刷有限公司
经　　销： 新华书店
开　　本： 850 × 1168　1/16　**印张：** 6.5　**插页：** 1
字　　数： 174 千字
版　　次： 2011 年 8 月第 1 版　2019 年 9 月第 2 版
2025 年 12 月第 2 版第 6 次印刷（总第 10 次印刷）
标准书号： ISBN 978-7-117-28767-8
定　　价： 25.00 元

前 言

从临床眼保健和眼诊疗的基本要求出发，阐述临床的诊疗思维、检查的科学流程和实用的相关技术，循序渐进，以理论指导实践，又以实践证明理论，从而培养缜密、科学的临床逻辑思维，同时熟练掌握临床检测方法，这就是眼视光学理论和方法教学的核心目的。

为了更好地配合该课程教学的实施，编写团队在"十二五"规划教材的基础上进一步改编了《眼视光学理论和方法实训指导》，本实训指导仍然保留以下特点：①重点描述各项检测技术和方法的细节步骤，使初学者实实在在清晰了解各项技能的步骤和流程；②对临床较复杂或需要患者配合的检测方法，如检影验光、直接和间接检眼镜检查等，通过从模拟眼到正常眼再到患眼的练习程序，设计训练项目，并配合示意效果图，以方便带教老师和学生应用，或在此基础上加以自由发挥，或借此作为实训考核客观指标，达到复杂技术简单化的有效训练或客观考核效果；③依据临床诊疗思维和检测科学流程编排各项检测内容或项目，各项目内容相对独立，但前后相互衔接，便于训练时单独强化，又时刻凸显相互之间的关系以及流程的重要性。同时，本教材更加注重与理论教材的无缝连接性，理论教材注重介绍原理和方法，实训指导注重方法的具体实施步骤。此外，本教材修订了上一版教材存在的不足之处：①在内容上更加科学化和标准化：如对视光学的入门检查内容进行增添和规范化，将房角检查的记录更符合我国临床使用规范等等；②在逻辑结构上更加严谨：如将原来的"仪器和材料"修改为"准备"，包括了实验器材的准备、环境准备和人员准备。

本实训教材由《眼视光学理论和方法》（第3版）的主编和编委确定整体思路，由邓如芝、林蒙、林娜、徐菁菁等在上一版的基础上进行修订和改编。他们在临床和教学一线工作多年，对眼视光学理论和方法的具体实训有着丰富的经验，部分模拟方式的训练项目也很有创新意义。教材主编和编委在此基础上进行了审修，使得本实训指导在整体布局上更具备系统性和科学性，在内容和细节上更加实用和缜密。

本实训教材的编写得到了人民卫生出版社的支持，温州医科大学眼视光学院林艳艳、陈国富、胡炯炯、朱昱、张嘉幡等人对全书进行了校对，在此一并表示感谢。

瞿 佳

2019年6月

目　录

实训一　门诊病史采集……1

实训二　初始检查……5

实训三　检影验光……21

实训四　主觉验光……29

实训五　老视验光……37

实训六　裂隙灯眼前段检查……43

实训七　眼压测量……49

实训八　房角检查……55

实训九　直接检眼镜检查……63

实训十　双目间接检眼镜检查……69

实训十一　裂隙灯下前置镜眼底检查……77

实训十二　双眼视功能检查……83

附录　检查结果正常值 / 参考值……97

实训一

门诊病史采集

门诊病史采集(case history taking)是指通过问卷、问诊等形式收集患者的基本信息,对疾病的诊断和治疗有一定的指导意义。问卷作为患者进入诊室前的基本信息,可由患者在候诊区前台护士的指导下填写完成。面谈问诊是病史采集的主要形式。在短短几分钟过程中,医生通过一系列有针对性的提问,引导患者回答,收集诊断所需的信息。病史采集主要包括:入门问候、基本信息、主诉、现病史、既往史、用药及药物过敏史、家族史、生活习惯等。

【目的】

建立融洽的医患关系;收集诊断所需信息;评估治疗效果和患者依从性;指导治疗措施的调整。

【准备】

1. **环境** 安静诊室。
2. **人员** 问诊者预览患者基本信息,备齐所需病历和记录表格;问诊者通讯工具静音。

【内容及步骤】

基本信息的收集,包括姓名、性别、年龄、出生日期、民族、职业、医疗保险、联系方式、住址等,可由在患者进入诊室前由前台护士完成。必要时,可由医生进行确认。

1. **入门问候** 是建立融洽医患关系的第一步,寥寥数语即可缓解患者的紧张情绪,消除患者的抵触或消极情绪,拉近医生与患者的关系,增加医生的亲和力,获得患者的信任。

2. **主诉** 是患者此次到访的目的,是驱使患者前来就诊的主要原因。可以通过一些诸如"今天为什么来这里啊?""眼睛有什么不舒服吗?"此类问题来获得,并用简洁的一句话予以概括记录。主诉通常围绕第一诊断进行描述,至少应包括以下几个要素:部位,症状或体征变化,持续时间。有时可增加关于症状发生状态、频率或转归的情况以突出病情特征,如"右眼渐进性视物模糊6年,加重半年"。但一般不包含诸如"青光眼""白内障"等诊断名词。主诉通常不应超过20字。

3. **现病史** 即主诉问题发生、发展、演变和诊治的全过程。明确主诉之后,针对患者的主诉问题,问诊医生展开询问相关的症状。对主要症状,要从症状发生的部位、出现时间、持续时间、严重程度、出现频率、伴随症状、主要症状出现的前驱症状、有无明显诱因、有无促使症状缓解或加重的因素等方面进行询问。

4. **既往史** 即患者既往所患的重要疾病及治疗情况、既往眼部疾病史以及全身其他系统疾病回顾。眼部疾病史主要包括:感染性眼病史、眼部外伤和手术史、青光眼、白内障、眼底疾病史、斜视、弱视、视功能训练治疗等。全身其他系统疾病的回顾,是对一些可能影响眼部或具有眼部临床表现的疾病史进行询问,主要包括:高血压、高血脂、糖尿病、心脏病;感

笔记

染性疾病如获得性免疫缺陷综合征(AIDS)、寄生虫病;呼吸系统疾病如哮喘、慢性阻塞性肺病;过敏性鼻炎、鼻窦炎;免疫性疾病如甲状腺疾病、关节炎、肾炎等。其他系统疾病回顾包括的疾病种类繁杂,需要根据患者的具体情况进行有针对性的提问。

5. **用药史和药物过敏史** 是病史中不可缺少的一项。主要询问患者既往是否有长期使用的药物,或有无正在接受相关药物治疗,如高血压、糖尿病、高血脂、哮喘、抗心律失常、抗抑郁、免疫抑制剂、口服避孕药等。如果患者有正在使用药物,应对药物种类、用量、治疗持续时间等进行询问。

6. **家族史** 主要询问患者直系亲属中是否有患类似疾病的人,或者是否有患高遗传风险疾病的亲属,如高度屈光不正、斜视、弱视、青光眼、白内障、高血压、糖尿病、系统性免疫疾病等。家族史可以使医生了解就诊患者罹患相关疾病的遗传风险因素,指导诊断思路和检查项目。

7. **生活习惯及工作环境** 患者的职业及工作环境是患者所患疾病或潜在疾病的重要影响因素,也是我们明确患者视觉需求的主要依据。例如,户外工作者的视远需求远大于视近需求,而且患白内障、翼状胬肉、黄斑变性等疾病的风险明显高于一般人群。此外,患者的个人爱好、电脑使用情况、抽烟或饮酒情况也是重要的病史信息。

接诊患者始于问诊,病史采集贯穿整个接诊过程。数分钟的问诊难以面面俱到,医生应该根据患者的具体问题进行有针对性的提问。在接下来的检查中,对新发现的问题或者遗漏的方面再进行补充。采集病史的过程中,医生要思路清晰,围绕诊断和指导治疗的需要,引导患者回答所提问题,主导谈话过程。若患者表达不清晰,医师可帮助患者概括并与患者确认。病史采集需要较高的与患者沟通交流的语言能力和技巧,我们应在临床实践中不断地学习和提高。

【注意事项】

病史采集结果的记录多有固定的格式和形式。记录过程中要注意书写和用词规范。对于缩写,要注意其通用性。

【记录】

记录格式可参照后附的病史采集记录单。

(徐菁菁)

笔记

附:病史采集记录单

基本信息:

姓名________ 年龄________ 出生日期________ 民族______ 医疗保险___________

职业________ 爱好________ 联系方式________________ 住址____________________

____

主诉:____

现病史:____

____

____

____

____

既往史:____

____

____

____

____

用药史及药物过敏史:_______________________________________

____

____

家族史:____

____

____

生活习惯及工作环境:_______________________________________

____

____

实训二

初始检查

初始检查（entrance tests）是病史采集之后进行的一系列常规检查。常规的初始检查主要包括：①视力检查（visual acuity）；②角膜映光检查（Hirschberg test）、遮盖试验（cover test）和眼外肌运动（extraocular motilities，EOM）；③调节和集合近点（near point of accommodation & convergence）；④瞳孔检查（pupil test）和视野筛查（visual field screening）；⑤色觉（color vision）和立体视觉检查（stereopsis）。

其中，视力是评价视觉系统健康状况的最直观指标，通过角膜映光检查、遮盖试验和眼外肌运动能够对是否存在斜视以及斜视的性质作出基本的判断，调节和集合近点的测量可以评价患者是否具备足够的调节和集合功能，瞳孔和视野的检查对视神经传导性病变和损伤具有排查作用，色觉和立体视觉则反映了人眼对色觉和深度觉的判断能力。因此，上述检查是对人眼视觉功能的全面排查，对后续诊断具有指向性意义。

一、视力检查

【目的】

测量视觉系统感知和分辨外界物体的能力及功能状况。

【准备】

1. **仪器** 远视力表、近视力表、遮盖板、照明光源、针孔镜片（直径1~1.5mm）。
2. **环境** 避免眩光光源干扰。
3. **人员** 被检者持遮盖板；将被检者置于所需检查距离；测试者熟悉所用视力表。

【远距视力测量步骤】

1. 检查室半暗照明，根据需要，被检者配戴或取下矫正镜片，遮盖板遮盖一眼。一般检查顺序：先右眼后左眼，最后双眼。

2. 告知被检者不要眯眼、偷看，鼓励被检者尽可能往下读更小的视标，直至一行中有半数的视标读错，该行的上一行就是被检者的视力。例如，4.9这一行认错一个视标，5.0这一行只能认出两个视标，则记为4.9^{+1}。

3. 如果被检者不能辨认最大的视标，令其逐步走近视力表或将视力表移近被检者，直至可被辨认，记录下最远可辨认的距离，换算成远视力。

4. 指数辨认（finger counting） 如果被检者在1m处仍不能辨认最大视标，则采取指数辨认评估其视力：背光照明下，被检者伸出不同数目的手指在被检者眼前一尺（1尺≈0.33m）距离，令其辨认手指数目。如果能准确地辨认，则逐渐增加距离，记录下被检者能辨认出指

笔记

数的最大距离。若在一尺（1尺≈0.33m）距离不能准确地说出指数，则逐渐减少距离，直至被检者能辨认出指数，如至眼前10cm处仍不能辨认手指数目，改手动检查。

5. 手动（hand motion） 被检者迎光照明下，测试者用晃动的手作为视标，置于被检者眼前一尺（1尺≈0.33m）距离，问其是否能感知到手动。如果能准确地感知手动，则逐渐增加距离，记录下被检者能辨认手动的最远距离。若在一尺（1尺≈0.33m）距离不能准确感知手动，则逐渐减少距离，直至被检者能感知手动。

6. 被检者不能识别指数、手动的情况下，可通过以下2个方法评估其残余视觉功能。

（1）光定位（light projection）：检查室半暗照明，遮盖未测眼，将笔灯或测试光源分别置于被检者被检眼前约40cm到50cm处的九个视野位置，让其指出光源的位置，记录被检者能感知光源所在位置的视野区域。

（2）光感知（light perception）：检查室半暗照明，遮盖未测眼，将笔灯或光源置于被检者眼前10cm到20cm处，问其是否能感知到亮光的存在。

【近距视力测量步骤】

1. 检查室充足照明，照明光源可从被检者头顶后上方投射于近距阅读视力表（卡）。
2. 被检者手持近距阅读视力表（卡）于常用阅读或工作距离，通常为30cm到40cm。
3. 遮盖一眼，先测量右眼视力，然后测量左眼视力，最后测量双眼视力。
4. 告知被检者不要眯眼、偷看，鼓励被检者尽可能往下读更小的视标，直至被检者答错半数以上视标的最小一行，按规定方法记录视力。

【针孔视力检查步骤】

当被检眼戴习惯处方或矫正视力低于4.9时，可通过针孔视力鉴别是否由屈光不正引起：

1. 遮盖未测眼，针孔片置于被检眼前。
2. 指导被检者通过针孔片阅读远处视标，按照测量远距视力的方法鼓励被检者尽可能往下读更小的视标，直至被检者答错半数以上视标的最小一行。

【记录】

1. 视力检查结果常用缩写（表2-1）

表2-1 视力检查英文缩写、英文全称与中文对照

英文缩写	英文全称	中文
VA	visual acuity	视力
@	at	在……距离
OD	ocular dexter	右眼
OS	ocular sinister	左眼
cc	cum correctore	矫正视力
sc	sine correctore	裸眼视力
D	distance	远距
N	near	近距
FC	finger counting	指数
HM	hand motion	手动

笔记

续表

英文缩写	英文全称	中文
LP	light perception	光感
NLP	no light perception	无光感
PH	pinhole	针孔视力
PHNI	no improvement with the pinhole	针孔视力无改善

2. **记录示例**

VA cc　OD　5.0(1.0)　OS　4.9(0.8)@N
VA sc　OD　4.6^{+2}(0.4^{+2})　OS　4.7^{-1}(0.5^{-1})@D　PHNI
VA cc　OD　5.0(1.0)　OS　4.6(0.4)@D　PH　4.7(0.5)
VA sc　OD　FC @ 40cm　OS　HM @ 30cm

【正常值】

7岁以上儿童及成年人正常视力：单眼均不差于5.0(1.0)，双眼矫正视力差别不超过一行。

未矫正的屈光不正者的针孔视力应有所改善，若无改善或变差，应考虑非屈光性因素，需排除病理性原因。

二、角膜映光、遮盖试验和眼外肌运动检查

(一) 角膜映光检查

【目的】

检查被检者在双眼注视状态下视轴的位置，是筛查斜视的初步方法之一。

【准备】

1. **仪器**　笔灯或彻照灯、遮盖板。
2. **环境**　避免眩光光源干扰。
3. **人员**　被检者摘下眼镜；检查者手持笔灯。

【方法和步骤】

1. 在被检者眼前50~100cm远处持笔灯正照双眼，嘱其注视笔灯。
2. 遮盖被检者左眼，检查者在笔灯正后方观察其右眼角膜映光点相对瞳孔中心的位置，此时有三种可能：
(1) 瞳孔中心(零κ角)
(2) 略偏瞳孔中心鼻侧(正κ角)
(3) 略偏瞳孔中心颞侧(负κ角)
3. 遮盖右眼，重复步骤1和2观察左眼。
4. 双眼均无遮盖，检查者在笔灯正后方同时观察被检者双眼角膜映光点的位置。
5. 比较每一眼角膜映光的位置与观察单眼角膜映光时的位置是否相同。
(1) 如果每一眼的角膜映光点位置均与单眼观察时相同，被检者没有斜视。

笔记

（2）如果映光点位置与单眼观察时不同，被检者有斜视。根据两眼角膜映光点相对于注视眼κ角的位置，确定偏斜的方向。

（3）斜视的量可以通过测量偏斜眼的角膜映光点相对于该眼无偏斜时角膜映光点的距离来确定，角膜映光点偏斜 1mm 约等于 $22^{\triangle}$。

【记录】

1. 角膜映光检查结果常用英文缩写（表 2-2）

表 2-2 角膜映光检查结果英文缩写、英文全称与中文对照

英文缩写	英文全称	中文
HT	Hirschberg test	角膜映光检查
	symmetry	对称
	ortho	正位

2. 记录说明

（1）如果没有斜视，记录为“对称”或“正位”。

（2）如果有斜视，记录偏斜眼以及偏斜的方向和量，一眼角膜映光点偏瞳孔中心鼻侧为外斜视，通常用负号表示；反之为内斜视，用正号表示。一眼角膜映光点偏瞳孔中心上方为下斜视，反之为上斜视。

（3）有时可用角膜或瞳孔边界大致估计斜视量，角膜映光点位于瞳孔缘，约为 15°，位于角膜缘，约为 45°，位于角膜缘和瞳孔缘之间，约为 30°。

3. 记录示例

HT：ortho

HT：$22^{\triangle}$ RXT　右眼外斜视 $22^{\triangle}$

HT：+15°

【正常值】

symmetry/ortho

（二）遮盖试验

【目的】

检查被检者是否存在隐斜或斜视，若存在，则记录隐斜或斜视的方向和量以及被检眼是否存在运动融像。

【准备】

1. **仪器** 远距视标、近距调节视标、遮盖板、棱镜排。
2. **环境** 检查室充足照明。
3. **人员** 通常戴习惯远矫正眼镜。远距遮盖试验，选择被检者最好矫正视力上一行的单个视标作为注视视标；近距遮盖试验，可使用近用阅读视力表（卡）等能给予被检眼充足调节刺激的“调节视标”，可由被检者手持，置于被检者眼前 40cm 处；检查者手持遮盖板和所需的棱镜排坐于被检者对面。

笔记

【步骤和方法】

1. **遮盖试验**　如图 2-1 所示，第一步是遮盖被检者一眼，根据接下来的第二步动作，是去除遮盖，还是遮盖对侧眼，可将遮盖试验分为：遮盖 - 去遮盖试验和交替遮盖试验。两者的顺序没有严格规定，但完整的遮盖试验需包括两个步骤：

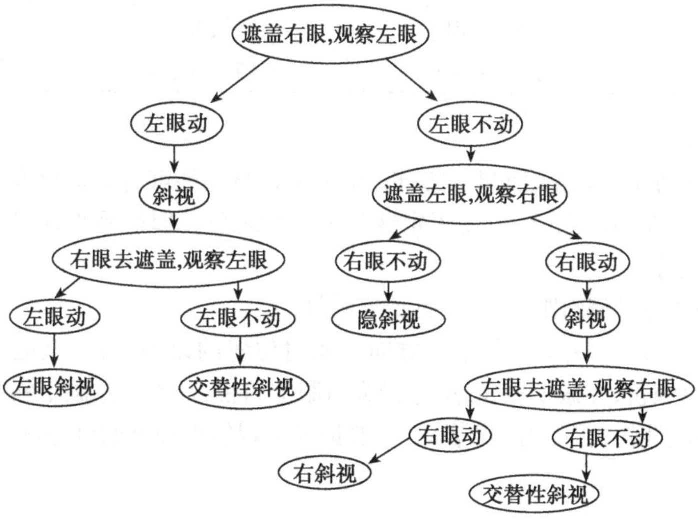

图 2-1　遮盖试验流程图

（1）遮盖 - 去遮盖试验　可区分斜视与隐斜视，同时可区分斜视的性质。

1）用遮盖棒遮盖被检者右眼：在遮盖右眼的瞬间观察左眼的运动情况。如果左眼没有运动，表示在双眼同时注视时左眼的视线也落在视标上；如果左眼有动，表示在双眼同时开放时左眼的视线没有落在视标上。遮盖时停留 2~3s 后移开，反复 2~3 次上述动作。

2）用遮盖棒遮盖被检者左眼：在遮盖左眼的瞬间注意观察右眼的运动情况。如果右眼没有运动，表示在双眼同时注视时右眼的视线也落在视标上；如果右眼有动，表示在双眼同时开放时右眼的视线没有落在视标上。遮盖时停留 2~3s 后移开，反复 2~3 次上述动作。

如果在上述两步中双眼都没有运动，则被检者可能为正视或隐斜视。

如果在 1）或 2）中发现眼球移动，则被检者有斜视。此时可根据去遮盖的眼动来区分间歇性斜视与恒定性斜视。在去遮盖瞬间，注意观察未遮盖眼的移动方向。①如果在步骤 1）中右眼遮盖时左眼移动了，去遮盖右眼的同时观察左眼：左眼没有移动，说明其在双眼同时注视时也能注视视标，被检者为左眼间歇性斜视；左眼移动了，说明其在双眼同时开放时无法注视视标，被检者为左眼恒定性斜视。②如果在步骤 1）中右眼遮盖时左眼没有移动，而在步骤 2）中左眼遮盖时右眼移动了，则去遮盖左眼，同时观察右眼：右眼没有移动，则被检者为右眼间歇性斜视；右眼移动了，则被检者为右眼恒定性斜视。

（2）交替遮盖试验　可检查被检者的隐斜视或斜视的方向和程度，但不能区别是隐斜视还是斜视。

1）将遮盖棒遮盖被检者右眼 2~3s，迅速移动遮盖棒至左眼，观察去遮盖瞬间右眼的移动方向。

2）将遮盖棒在被检者左眼前停留 2~3s，再迅速移至右眼，观察去遮盖瞬间左眼的移动方向。

3）重复数次上述步骤，根据去遮盖瞬间眼球的运动方向判断眼球偏斜方向，如去遮盖瞬间眼球由外向内移动，则为外（隐）斜视，反之则为内（隐）斜视。

笔记

4）眼球偏斜的程度可以用棱镜排测量。将棱镜排置于任一眼前，重复交替遮盖试验，逐步增加棱镜度，直至交替遮盖试验中没有观察到双眼眼球运动。表 2-3 为不同眼球偏斜方向所使用的棱镜排方向表示：

表 2-3 眼球偏斜和棱镜中和方向

眼球偏斜方向	棱镜排方向	眼球偏斜方向	棱镜排方向
外斜视 exo	底朝内 BI	下斜视 hypo	底朝上 BU
内斜视 eso	底朝外 BO	上斜视 hyper	底朝下 BD

2. **注意事项**

（1）做遮盖试验时，遮盖时间要足够长，至少 12s，从而能够打破被检者双眼融像。

（2）隐斜视无左右眼之分，也无固定性和交替性之分。但是垂直性隐斜视要记录高位眼别，有左右眼之分。

（3）斜视则要记录偏斜眼别，固定性或交替性。

（4）垂直性斜视，反映了双眼垂直方向上相对位置的差别，习惯上记录眼位高的那只眼。例如，右眼高眼位，左眼低眼位，应记录为右眼上斜视，而不是左眼下斜视。

（5）对于间歇性斜视，可用（T）表示，并要记录出现斜视频率的百分比。

【记录】

1. **遮盖试验结果常用缩写（表 2-4）**

表 2-4 遮盖试验常用缩写

英文缩写	英文全称	中文	英文缩写	英文全称	中文
CT	cover test	遮盖试验	P	phoria	隐斜视
	ortho	正位眼	R	right	右
X	exo	外	L	left	左
E	eso	内	N	near	近距
	hyper	上	D	distance	远距
	hypo	下		const	固定性
T	tropia	斜视	Alt	alternative	交替性

2. **记录示例**

CTcc　Ortho @ D and N　（远、近均正位）

CTsc　$20^{\triangle}$RET @ N　（近距 $20^{\triangle}$右眼内斜视）

CTcc　$12^{\triangle}$LXT @ D　（远距 $12^{\triangle}$左眼外斜视）

如有用棱镜测量斜度，则为：

CTsc　$10^{\triangle}$EP　（$10^{\triangle}$内隐斜视）

CTcc　$12^{\triangle}$RHT　（$12^{\triangle}$右眼上斜视）

只根据遮盖试验有时无法对复杂斜视状况进行判断，可记为：

CTsc　外→中

CTsc　右眼外上→中，左眼外下→中 @ N

【正常值】

$1^{\triangle}$XP($\pm 2^{\triangle}$)@D

笔记

$3^{\triangle}XP(\pm 3^{\triangle})@N$

（三）眼外肌运动检查

【目的】

检查被检者双眼协同运动的能力，排除可能引起眼肌运动障碍的病理情况。

【准备】

1. **仪器**　笔灯或彻照灯。
2. **环境**　避免眩光光源干扰。
3. **人员**　被检者取下矫正眼镜；检查者手持笔灯在被检者面前同等高度。

【方法和步骤】

1. 先将笔灯置于被检者双眼正前方30~40cm处第一眼位，进行角膜映光点检查。

2. 告知被检者双眼同时注视笔灯，保持头位不动的前提下，跟随检查者的笔灯转动双眼。检查过程中，嘱被检者出现复视（重影）、眼痛或其他不适，要告知检查者。

3. 检查者持笔灯，从被检者眼前30~40cm处的第一眼位开始，将笔灯分别移至其他8个检测眼位（图2-2）。每个眼位停留数秒。然后将笔灯从左下方移至右上方，从右下方移至左上方，呈“X”状路径。每个眼位应距第一眼位45°~50°。

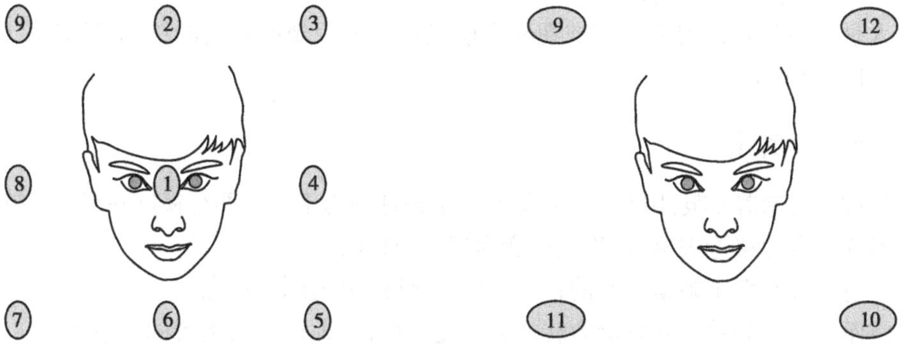

图2-2　眼肌运动检查眼位示意图

4. 检查者在移动笔灯过程中保持笔灯光源会聚在被检者眉心或鼻梁处，并注意观察其双眼在跟随笔灯移动的过程中的眼动情况：是否平滑，是否准确以及转动幅度。检查者还应留意被检眼瞳孔大小的变化，以排除动眼神经损伤后再生修复所导致的异常神经支配。

【记录】

1. 眼肌运动检查结果常用缩写（表2-5）

表2-5　眼肌运动检查结果常用缩写、英文全称及中文

英文缩写	英文全称	中文
EOM	extraocular motilities	眼外肌运动
SAFE	smooth, accurate, full, extensive	平滑、准确、全面、到位

笔记

2. 记录示例

EOM:SAFE

EOM:左侧注视眼位出现复视

EOM:第一眼位出现复视,左下方注视时加重

EOM:正上方注视时出现眼震颤

【正常值】

SAFE

三、调节幅度和集合近点

(一)调节幅度(移近法)

【目的】

检查被检者聚焦于近距物体的能力。

【准备】

1. **仪器** 近点卡、刻度尺、遮盖板。
2. **环境** 近照明灯照向视标。
3. **人员** 被检者戴习惯处方或在综合验光仪上采用规范验光的结果;检查者 / 被检者手持近点卡于 40cm 处。

【方法和步骤】

1. 嘱被检者遮盖左眼,用右眼注视近点卡上最佳视力上一或两行视标并努力保持清晰。
2. 逐渐将卡片移近被检者,当视标变为持续模糊时报告。
3. 测量卡片平面至眼镜平面的距离,这一线性距离为调节近点。
4. 将距离以米为单位并取倒数转换为屈光度单位,即得到被检者的调节幅度。
5. 遮盖右眼同步骤 1~4 查左眼。

【记录】

1. **调节幅度检查结果常用缩写(表 2-6)**

表 2-6 调节幅度检查结果常用缩写、英文全称及中文

英文缩写	英文全称	中文
Amp	amplitude of accommodation	调节幅度
	push up	移近法

2. **记录说明**

(1)记录测量方法和以屈光度为单位的调节幅度。

(2)分别记录右眼和左眼的结果。

3. **记录示例**

Amp(push up) OD:8.0D(12.5cm)

笔记

【正常值】

15-0.25×年龄

(二)集合近点测量

【目的】

检查被检查者是否有良好的双眼集合(会聚)能力来保持融像。

【准备】

1. **仪器** 笔灯(+红色滤片)或近距调节视标、近照明灯。
2. **环境** 近照明灯照向视标。
3. **人员** 被检查者戴习惯近距矫正眼镜,笔灯置于眼前40cm处。

【方法和步骤】

1. 嘱被检查者注视笔灯并报告看到几个视标,如果是两个,把笔灯移远直至其变成一个再进行下一步。

2. 检查者逐渐移近笔灯同时观察被检查者眼睛,直至其报告笔灯变成两个或检查者看到被检查者一眼移开视标,此时笔灯距离眼睛的距离即为破裂点。

3. 再逐渐移远笔灯直至被检查者偏斜的一眼重新注视笔灯或报告笔灯重新变成一个,此时的距离为恢复点。

4. 如果破裂点大于7cm,可将红色滤片放在右眼前,重复测量一次,或用调节视标再测一次。

【记录】

1. 集合近点检查结果常用缩写(表2-7)

表2-7 集合近点检查结果常用缩写、英文全称及中文

英文缩写	英文全称	中文
NPC	near point of convergence	集合近点
	lite	笔灯
RG		笔灯+红色滤片
	accomm	调节视标
	break	报告复视
	out	一眼不能保持继续注视,出现偏斜
	suppression	抑制(被检查者没有报告变成两个视标而观察到一眼偏斜)
TTN	to the nose	到鼻梁(被检查者始终保持双眼注视视标直至视标移到鼻梁处)

2. 记录说明

(1)记录被检查者报告复视或发现眼位偏斜时的距离。
(2)记录被检查者报告重新变成单个视标或恢复注视的距离。
(3)如果能够观察得到,应记录哪一眼向哪一方向偏斜。

笔记

3. 记录示例

NPCcc：Lite TTN

NPCsc：Lite 9cm/12cm OS out，break

NPCsc：RG 14/18cm OD out，suppression

NPCsc：Accomm 8cm/11cm OS out，suppression

【正常值】

破裂点：3cm ± 4cm

恢复点：5cm ± 5cm

四、瞳孔检查和视野筛查

（一）瞳孔检查

【目的】

检查瞳孔结构，评估支配瞳孔的自主神经通路的功能，排查具有瞳孔异常表现的神经源性病理状况。

【准备】

1. **仪器** 笔灯或彻照灯、远距注视视标。
2. **环境** 在保证检查者能观察到被检眼瞳孔的前提下，尽可能降低检查室照明。
3. **人员** 被检者需取下矫正眼镜；检查者位于被检者前方 20~30cm 处。

【方法和步骤】

1. 指导被检者注视远距视标。观察被检者双侧瞳孔的大小和形状是否相同、对称，有无震颤，有无不规则收缩。

2. 直接对光反射（direct response） 笔灯照亮右眼，观察右眼瞳孔大小及其收缩和恢复的速度和幅度，重复 2~3 次；然后使用笔灯照亮被检者左眼，观察左眼瞳孔大小及其收缩和恢复的速度和幅度，重复 2~3 次。

3. 间接对光反射（consensual response） 分别使用笔灯照被检者一眼，观察对侧眼瞳孔大小及其收缩和回复的速度和幅度，重复 2~3 次。

4. M-G（Marcus Gunn）瞳孔检查 使用笔灯照亮被检者一眼 3~5s，然后迅速移向另一眼，如此反复数次观察被照亮的那只眼瞳孔收缩和恢复情况。瞳孔 MG（+）表现为，笔灯从被检眼移至另一眼，再移回被检眼时，被检眼瞳孔异常变大（正常情况下被检眼的瞳孔应缩小），为该眼对光反射的传入神经纤维相对障碍（relative afferent pupil defect，RAPD）的表现。另外，检查 MG 瞳孔时也可以采用观察被检眼的直接和间接对光反射，如果二者出现差异，则为 MG（+）。

5. 若两侧瞳孔大小差别超过 1mm，降低照明亮度，观察此时两侧瞳孔的大小差异，排除 Horner 综合征。若被检眼一侧瞳孔散大、对光反应迟钝或伴有同侧上睑下垂，应进行眼肌运动和相关神经检查，排除动眼神经异常。

6. 如果瞳孔对光反射出现直接或间接对光反射异常，应进一步测试被检眼近反射时的缩瞳反应。嘱被检者伸出一手拇指于眼前 40~50cm 处，双眼注视拇指，将拇指迅速移近至

笔记

眼前约 10cm 处，双眼持续注视拇指。检查者观察移近过程中其双眼瞳孔大小的变化。

7. 检查 MG 瞳孔应在双眼瞳孔等大，直接对光反射正常的前提下进行。如果出现 MG(+)则表明存在相对传入性瞳孔障碍(RAPD)；如果两侧瞳孔不等大(anisocoria)，则表明存在相对传出性瞳孔障碍。“相对性”是指瞳孔由于神经支配的双侧性，神经传导的障碍表现为与对侧相比较而言的障碍。

检查瞳孔对光反射时，可使用笔灯从侧面照亮被检眼使之更容易被观察，同时应注意笔灯的照明光斑要聚集于被检眼，不可弥散同时照亮双眼(图 2-3)。

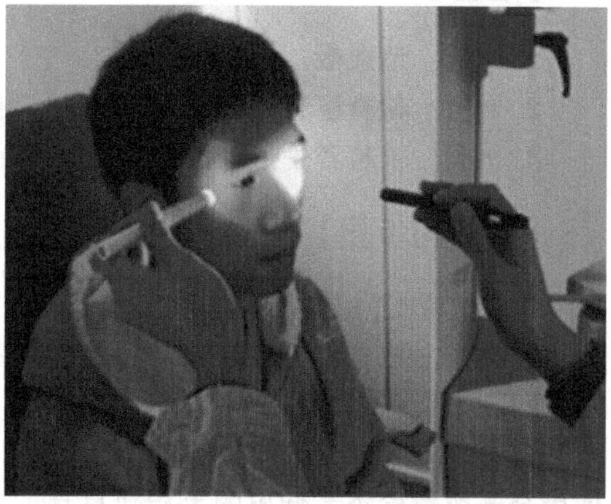

图 2-3　瞳孔检查示意图

【记录】

1. **瞳孔检查结果常用缩写(表 2-8)**

表 2-8　瞳孔检查结果常用缩写、英文全称及中文

英文缩写	英文全称	中文
PERRL	pupil equal round, responsive to light	瞳孔等大等圆 - 对光反射正常

2. **记录示例**

PERRL, MG(-)	双眼瞳孔等大等圆，对光反射存，MG 阴性
PRRL, RAPD(-), OD>OS 1mm	双眼瞳孔圆，对光反射存，无 RAPD，右眼瞳孔较左眼大 1mm
PERRL, OD RAPD(+)	双眼瞳孔等大等圆，右眼 RAPD 阳性

详细记录格式参考：

	*Size	*Reactivity	RAPD
OD	3/5	+3	-
	PERRL		
OS	3/5	+3	-

*Size：瞳孔对光反射收缩幅度　*Reactivity：瞳孔对光反射收缩速度

瞳孔对光反射中收缩的速度和幅度可以分为 0、+1、+2、+3 级，0 级为完全无收缩，+3 级为正常

【正常值】

暗环境瞳孔大小为 6~8mm；亮环境瞳孔大小为 2~3mm。

PERRL, RAPD(-)

(二) 视野筛查

【目的】

筛查明显的视野缺损。

笔记

【准备】

1. **仪器** 遮盖板。
2. **环境** 检查室充足照明，光源应照亮检查者和被检者之间的区域。
3. **人员** 被检者手持遮盖板；检查者和被检者端坐于相同高度，相距60~80cm。

【方法和步骤】

以指数视野为例：

1. 先检查右眼，遮盖被检者左眼，检查者闭右眼，睁开左眼。

2. 告知被检者保持注视检查者睁开的左眼。使用余光留意检查者伸出的手指数目是1、2还是4个。

3. 检查者随机伸出1、2或4个手指，置于两者中间等距位置，从被检眼前方的八个方向移向其正前方（图2-4），直至被检者能用余光辨认出手指数目。以同样的方法检查被检者左眼。

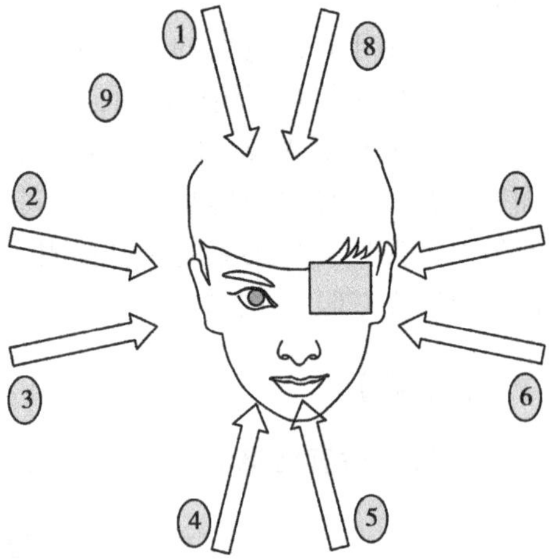

图2-4 指数视野筛查示意图

【记录】

1. **视野筛查结果常用缩写（表2-9）**

表2-9 视野筛查结果常用缩写、英文全称及中文

英文缩写	英文全称	中文
WNL	within normal limit	正常范围
FCF	finger counting field	指数视野
	full	正常视野

2. **记录示例**

FCF：Full OU

FCF：WNL OU

FCF：OD Full，OS 鼻下方缺损

【正常值】

WNL

五、色觉和立体视觉检查

（一）色觉检查

【目的】

筛查遗传性或获得性色觉异常（尤其用于评估被检者黄斑视锥功能和视神经功能）。

笔记

【准备】

1. **仪器**　假同色色觉检查本/图、遮盖板、近照明灯。
2. **环境**　检查室充足照明，光源应照亮色觉检查本。
3. **人员**　被检者戴习惯近矫正处方；检查者将色觉检查本放在距离被检者 50cm 处。

【方法和步骤】

1. 使被检者遮盖左眼，确保其只用右眼注视色觉检查本。
2. 检查者每翻一页均要求被检者辨别该页的数字或图形。
3. 使被检者遮盖右眼，同法查左眼。

【记录】

1. **色觉检查结果常用缩写（表 2-10）**

表 2-10　色觉检查结果常用缩写及中文

常用缩写	中文	常用缩写	中文
color	色觉检查	AO-HRR	假同色盘
ishihara	色觉检查本		

2. **记录说明**

（1）对每一眼记录正确辨认的图片数/检查的图片数。在许多检查本中第一页仅作示范用，并不能真正用于检查被检者的色觉功能。因此，记录检查的图片数量不计算入内。

（2）记录所用色觉检查图的类型。

3. **记录示例**

Color OD 12/13 OS 11/13 Ishihara

Color OD 12/12 OS 12/12 俞自萍《色盲检查图》第 5 版

【正常值】

参照每一本假同色色觉检查本的说明，一些检查中，13 张假同色盘中辨认错误 4 张及以下可认为是正常。

（二）立体视觉检查

【目的】

检查被检者是否有精细的深度觉来融合立体视标。

【准备】

1. **仪器**　检查配套的偏振眼镜或红绿眼镜、立体视觉检查本（例如 Randot，Titmus，TNO 等）；远距立体视觉检查可以使用 AOVS（American optical vectographic slide），被检者戴偏振眼镜；裸眼立体视检查可以使用第三代立体视觉检查图（颜少明主编），被检查不戴镜。

2. **环境**　检查室充足照明，光源应照亮立体视觉检查本。

3. **人员**　被检者在近矫正处方前戴偏振眼镜或红绿眼镜；被检者将立体视觉检查图放在眼前 40cm 处；将近照明灯照向检查本。

笔记

【方法和步骤】

1. 以Randot立体视觉检查为例

(1) 嘱被检者看最小视标组,每一组有三个圆圈,要求被检者指出其中哪一个圆圈看起来距离更近或感觉有凸起。

(2) 如果被检者能看出第一组视标,继续下一组,如果看不出来,则继续步骤(4)。

(3) 继续测试直至被检者连续给出两个错误答案。

(4) 如果被检者在最小视标组不能正确辨认凸起的视标,使用中等视标组重复步骤(1)~(2),使被检者辨认凸起的视标。如果被检者全部辨认正确,再重新检查最小视标组。

(5) 如果被检者无法辨认中等视标组,则测试大视标组。为确认其反应是否正确,要求被检者在空间勾勒出他所看到的视标。如果被检者全部辨认正确,再重新检查中等视标组。

2. 以双眼立体视觉检查图为例

(1) 选择一组立体视锐度检查图片。被检者在习惯阅读位注视难度较低的第一张,体会是否有图形相对凸起或有漂浮感。

(2) 如果能够辨认第一页的图案,翻到第二页(难度最大),如被检者无法辨认,则翻至第三页,直至被检者能认出为止,此时再返回到前一页,如还能辨认可再返回到前一页。

(3) 记录最后一页能看到的立体视觉检查图所对应的立体视锐度值。

【记录】

1. 立体视觉检查结果常用缩写(表2-11)

表2-11 立体视觉检查结果常用缩写、英文全称及中文

缩写	英文全称	中文
	stereo	立体视觉检查
″	seconds of arc	弧秒

2. 记录说明

(1) 记录是否戴镜检查。

(2) 记录被检者连续两次辨认错误前最后一次辨认正确的图所对应的立体视锐度(根据立体视觉检查本的说明),以弧秒为单位。

(3) 如果被检者不能正确辨认小视标组中的任何一组,记录被检者能够正确辨认出的最小视标所对应的立体视锐度。

(4) 如果被检者不能辨认任何一组立体视觉图片,记录为"no stereo"(无立体视觉)。

(5) 记录所使用的立体视觉检查方法。

3. 记录示例

Stereo at N sc:40″,Titmus

Stereo at N sc:20″,Randot

Stereo at N cc:none,Randot

【正常值】

Stereo at N:≤40″

笔记

(徐菁菁)

附：入门检查记录单

受试者姓名______________ 性别______________ 年龄______岁
检查者姓名______________ 日期______________

（一）视力

	远视力		近视力	
	OD	OS	OD	OS
裸眼视力				
矫正视力				
针孔视力			/	/

（二）遮盖试验

远：____

近：____

（三）瞳孔

	Size		Reactivity	RAPD
	Dark	Light		
OD				
OS				

	Size	Reactivity	RAPD
OD	__/__	____	____
P E R R L			
OS	__/__	____	____

（四）

眼外肌运动____________________ 角膜映光检查____________________

调节幅度____________________ 集合近点____________________

色觉检查____

立体视觉检查____

指数视野____

实训三

检影验光

检影验光（retinoscopy）是客观了解被检者屈光状态的一项检查。检影验光作为客观验光的一种方式，为主觉验光提供了初始屈光度数，当与被检者交流有困难（如儿童、聋哑患者、老年人等）或者被检者视力特别低下时，检影验光是检查屈光不正的首选方法。

要娴熟地掌握检影验光这门重要的技术，首先需要在模型眼上进行练习，然后在人眼上进行检影验光。

一、模型眼检影（retinoscopy on model eye）

【目的】

练习检影的规范步骤，为人眼检影打好基础。

【准备】

1. 仪器和材料

（1）准备好模型眼、镜片箱、带状光检影镜。

（2）调整模型眼角度使其圆筒筒径与检查者视线方向一致。

（3）将模型眼瞳孔调至中等大小。

（4）将模型眼圆筒标志线与刻度“0”对齐，把模型眼调成正视状态。

2. 环境 调整检查室内照明至昏暗照明。

3. 人员 检查者右（左）手持检影镜，用右（左）眼观察模型眼（图 3-1，图 3-2），与模型眼瞳孔平面保持 50cm 或 67cm 的工作距离（本实验后面的描述暂定为 1.5DS 的工作距离镜）。

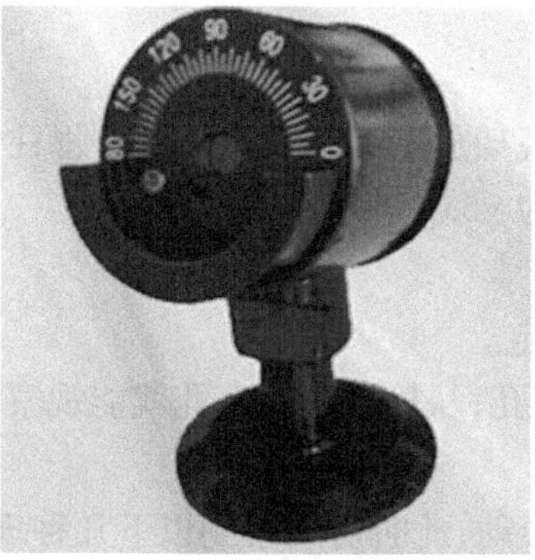

图 3-1 模型眼

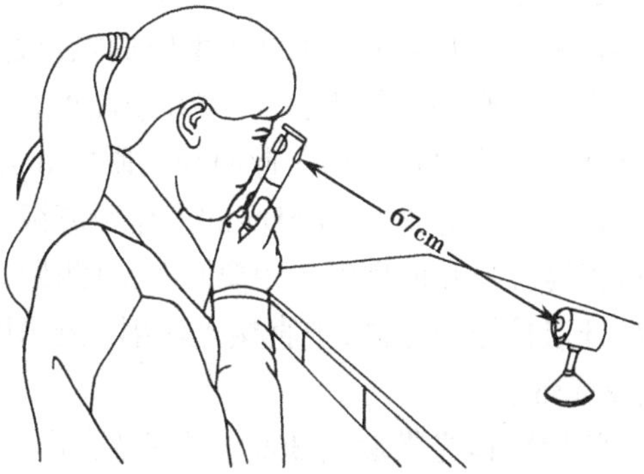

图 3-2 使用检影镜进行工作

笔记

【步骤和方法】

1. +2.50DS 远视模型眼的检影过程

(1) 将模型眼的套管推至 +2.5 刻度处,即将模型眼调整到远视 +2.5DS 的屈光状态。

(2) 在试镜架上放上 +1.5DS 的工作距离镜。

(3) 将检影镜和模型眼的距离(67cm)测量好并固定。

(4) 开启检影镜光源,把直接光源射入模型眼的瞳孔,从检影镜的窥孔就能观察模型眼的眼底反光带。

(5) 把检影镜光带设在垂直位,左右转动检影镜,观察模型眼影动,此时观察到的影动为同向转动,即顺动。

(6) 将检影镜光带旋转 360°,看各方向是否均为顺动。在这种情况下,检查者会观察到各个方向顺动的光带。

(7) 原则上对远视眼的检影应根据“顺加逆减”的原则,通过加正镜片将模型眼中和。当到达中和点时,瞳孔区观察到亮的均匀的圆形亮光。检验中和点的方法有:①加 +0.25DS 镜片则影动变为逆动,加 -0.25DS 镜片则影动变为顺动;②检查者位置略往前移影动变成顺动,略往后移则变成逆动。

(8) 此时记下模型眼前所加镜片(例如 +4.0DS),代表“初检影度数”,并减去工作距离镜(例如 +1.5DS),所得到的度数为最终检影度数,即 +2.5DS。

2. -3.00DS 近视模型眼的检影过程

(1) 将模型眼的套管拉至 -3.0 刻度处,即将模型眼调整到近视 -3.0DS 的屈光状态。

(2) 在试镜架上放上 +1.5DS 的工作距离镜。

(3) 将检影镜和模型眼的距离(67cm)测量好并固定。

(4) 开启检影镜光源,把直接光源射入模型眼的瞳孔,从检影镜的窥孔就能观察模型眼的眼底反光带。

(5) 把检影镜光带设在垂直位,左右转动检影镜,观察模型眼影动,此时观察到的影动为逆向转动,即逆动。

(6) 将检影镜光带旋转 360°,看各方向是否均为逆动。在这种情况下,检查者会观察到各个方向逆动的光带。

(7) 根据“顺加逆减”的原则,通过逐渐增加负镜片将模型眼中和。检验中和点:加 +0.25DS 镜片则影动变为逆动,加 -0.25DS 镜片则影动变为顺动;或者检查者位置略往前移影动变成顺动,略往后移则变成逆动。

(8) 此时记下模型眼前所加镜片(例如 -1.5DS),代表“初检影度数”,并减去工作距离镜(例如 +1.5DS),所得到的度数为最终检影度数(-3.0DS)。

3. -5.00DS/-1.50DC × 180 模型眼的检影过程

(1)将模型眼的套管内拉至 -5.0 刻度处,并在试镜架放上 +1.5DC 的柱镜,将柱镜的轴向设于水平位(即轴向 180°),此时模型眼的屈光状态为 -5.00DS/-1.50DC × 180。

(2)在试镜架上放上 +1.5DS 的工作距离镜。

(3)将检影镜和模型眼的距离(67cm)测量好并固定。

(4)开启检影镜光源,把直接光源射入模型眼的瞳孔,从检影镜的窥孔就能观察模型眼的眼底反光带。

(5)将检影镜光带旋转 360°,观察各方向模型眼影动,此时可观察到以下几种现象(图 3-3~ 图 3-6)。

1) 破裂现象:由于散光的存在,当检影镜光带不在模型眼主子午线上时,瞳孔内的眼底

笔记

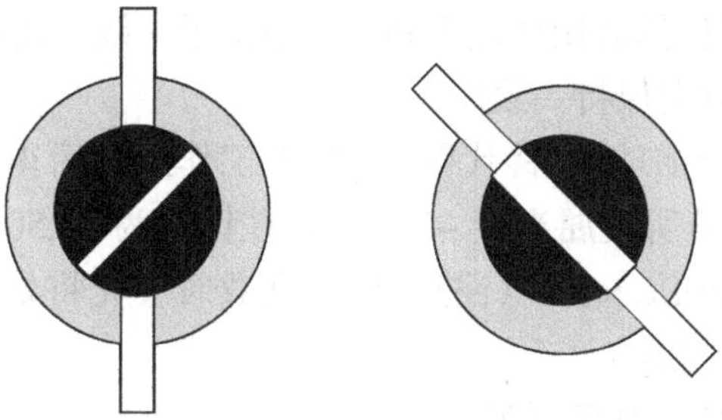

图 3-3　破裂现象

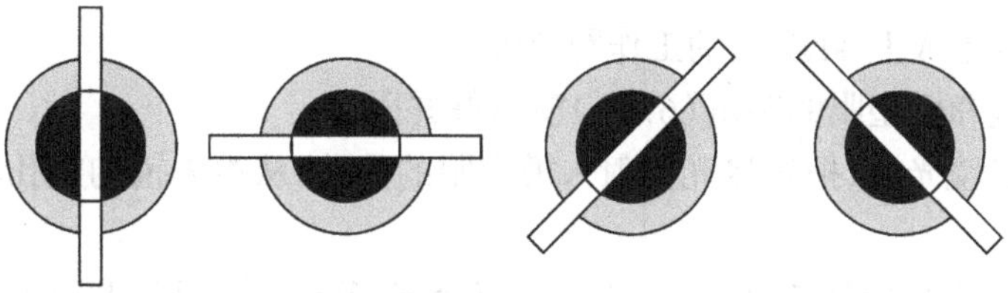

球性屈光不正
在所有子午线上厚度相等

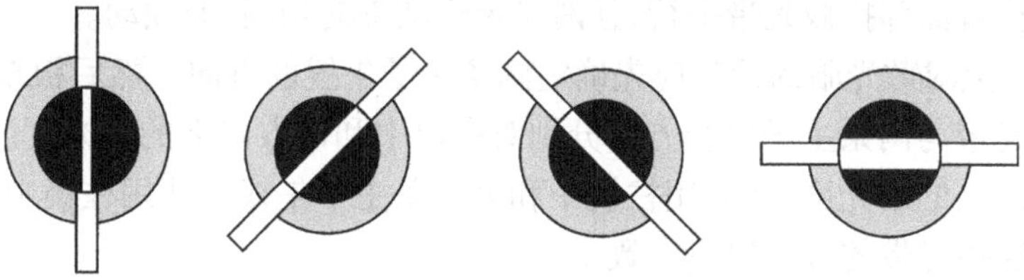

散光在不同子午线上厚度不同

图 3-4　散光眼：不同径线上光带的粗细不同

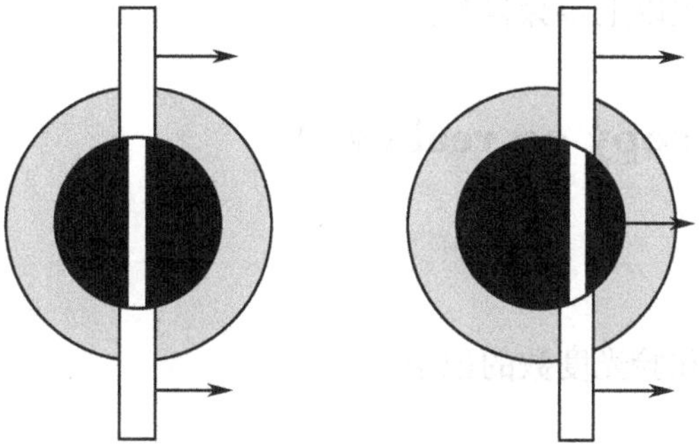

在主子午线

图 3-5　光带扫描方向在主子午线上

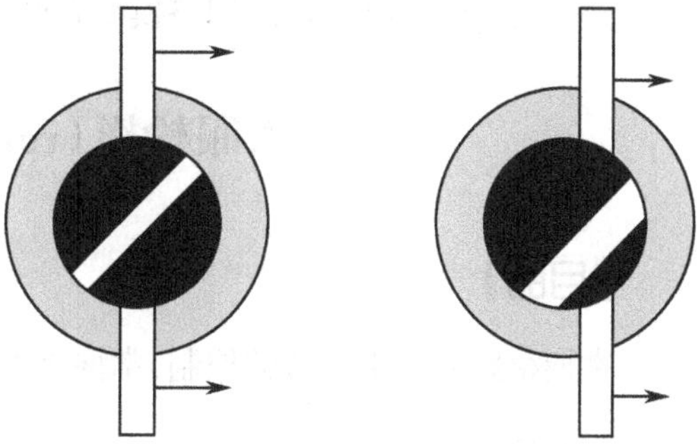

不在主子午线

图 3-6　光带扫描方向不在主子午线上

反光将与被检者面部拦截光带不连续。

2）宽度现象：当检影镜光带沿着散光眼 360° 转动时，瞳孔里的眼底反光的光带的宽度在不同径线上不一致。

3）剪动现象：当检影镜光带扫描过散光被检者的瞳孔时，在检影镜光带与眼的两条主要子午线不重合时，瞳孔里的眼底反光带的转动方向就和被检者面部的拦截光带的转动方向成一夹角。当光带与两条主子午线中的一条方向一致的时候，瞳孔内的反光带会与被检者面部拦截光带相延续，且两光带运动方向相反，即逆动。

（6）原则上对散光眼的检影应先确定两条主子午线的方向。然后根据“顺加逆减”的原则将检影镜光带分别与两条主子午线方向对齐以中和该方向上的屈光度。首先用球镜中和

笔记

一条主子午线上的屈光度，然后用柱镜中和另一条主子午线。使用柱镜中和时，柱镜轴向刻度线要和检影镜光带的方向保持一致。

(7) 总检影度数(所加球、柱镜代数和)减去工作距离后得到最终检影结果。此时所得球镜应等于检影镜圆筒所设屈光度 –5.0，所得柱镜应为 –1.50DC×180，或得到球镜度数为 –6.5，柱镜度数为 +1.50DC×90。(注意：核对度数时应先将处方柱镜轴向转换成与所设测量柱镜轴向一致再作比较。)

4. +4.00DS/–1.00DC×60 **模型眼**

(1) 将模型眼的套管内推至 +4.0 刻度处，并在试镜架放上 +1.0DC 的柱镜，将柱镜的轴向设于 60°，此时模型眼的屈光状态为 +4.00DS/–1.00DC×60。

(2) 在试镜架上放上 +1.5DS 的工作距离镜。

(3) 将检影镜和模型眼的距离(67cm)测量好并固定。

(4) 开启检影镜光源，把直接光源射入模型眼的瞳孔，从检影镜的窥孔就能观察模型眼的眼底反光带。

(5) 将检影镜光带旋转 360°，观察各方向模型眼影动，此时可观察到“破裂”现象、“宽度”现象以及“剪动”现象。当光带与两条主子午线中的一条方向一致的时候，瞳孔内的反光带会与被检者面部拦截光带平行，且两光带运动方向相同，即顺动。

(6) 原则上对散光眼的检影应先确定两条主子午线的方向。然后根据“顺加逆减”的原则将检影镜光带与两条主子午线方向分别对齐以中和该方向上的屈光度。首先用球镜中和一条主子午线上的屈光度，然后用柱镜中和另一条主子午线。使用柱镜中和时，柱镜轴向刻度线要和检影镜光带的方向保持一致。

(7) 所得总检影度数减去工作距离后得到最终检影结果。此时所得球镜应等于检影镜圆筒所设屈光度 +4.0，所得柱镜应为 –1.00DC×60，与所设测量柱镜度数相同，符号相反。(注意：核对度数时应先将处方柱镜轴向转换成与所设测量柱镜轴向一致再作比较。)

熟练后，根据需要，任意调整模型眼度数，按照以上步骤自测。

二、人眼检影(retinoscopy on real eye)

【目的】

掌握检影验光中调节的控制，掌握操作规程和验光度数的记录。

【准备】

1. **仪器和材料** 准备好远视力表、检影镜、镜片箱。

2. **环境** 调整检查室内照明至昏暗照明。

3. **人员**

(1) 被检者配戴试镜架。

(2) 调整椅子高度，使被检眼的高度和检查眼的高度在同一水平上。

(3) 告知被检者在检查过程中双眼一直注视远处视标，在检查过程中光线会射入其一眼，如果另一眼无法看到视标，要告知检查者。

(4) 检影时，保持工作距离为 67cm 或 50cm，检查者右(左)手持镜，用右(左)眼观察被检者的右(左)眼。

笔记

【步骤和方法】

1. 确定受试者的屈光状态是球面屈光不正还是散光，将检影镜光带旋转 360°，观察有无“破裂”现象，“宽度”现象以及“剪动”现象，以此判断有无散光存在。

（1）如果是球性的屈光不正，瞳孔里的眼底反光在各个方向上将与受试者面部拦截的反光带完全一致，即无破裂、宽度、剪动现象；如果存在散光，当不在其主子午线上时，瞳孔内的眼底反光将与被检者面部拦截的光带不一致，即存在破裂现象。

（2）如果检影镜光带旋转 360°后，瞳孔里的眼底反光带宽度产生不一致，则表明有散光存在，即发生宽度现象。

（3）如果存在散光，当检影镜光带扫描过被检者的瞳孔时，在检影镜光带与眼的两条主要子午线不重合时，瞳孔里的眼底反光带的转动方向就不能与被检者眼部拦截光带的转动方向平行，即剪动现象。

2. 如果被检者是球性屈光不正，根据“顺加逆减”的原则进行中和。注意，一般认为顺动比逆动容易判别中和点。但是保持顺动相当于被检者眼前镜片过矫，容易诱发其调节，所以为更好地控制调节，从逆动至中和会比从顺动至中和更加准确。在逆动接近中和时我们也可以改变检影镜的套管位置（上移），此时原来的逆动会变为顺动，更容易判别中和点，若已中和，则无论怎么改变套管位置（上移或下移）都应该观察到中和现象。

3. 如果被检者有散光，在中和散光时，首先确定两条主子午线的位置。然后，分别中和主子午线上的屈光度。首先用球镜中和一条主子午线上的屈光度，另一条主子午线用柱镜来中和。使用柱镜中和时，检影镜光带要和柱镜轴向刻度的方向保持一致。

4. 当两条主子午线都中和完后，再复核一下最初用球镜中和的子午线方向，根据需要进行调整。

5. 检查完右眼后，保留右眼前的镜片，然后中和被检者的左眼。左眼中和完之后，再次返回至右眼，确认是否仍然中和。

6. 由于此时共轭远点还在工作距离处，要将初步检影度数减去工作距离镜，换算为最终的矫正镜片度数。例如，如果在 50cm 处给被检者检影，得到的初步检影度数为：-1.50DS，则最终结果为：-1.50-2.00=-3.50DS。

7. 放置检影镜度数，分别测量并记录受试者每只眼的矫正视力。

【记录】

记录每只眼的球镜度数、柱镜度数和轴向及相应视力。

记录示例：

Ref：

OD：-3.00DS/-0.50DC × 180=5.1（1.2）

OS：-4.50DS=4.9（0.8）

（林　蒙）

笔记

附:检影练习记录单

(一)模型眼检影练习

由老师任意制作单纯屈光不正或伴散光模型眼,学生练习记录后让老师当场评定。

学生姓名:__________ 日期:__________ 模型眼编号:____________

检影工作距离:____________

未加片时,影动特点(包括亮度、光带宽度和方向等):____________

基本判断:________________________(即存在哪种屈光不正可能)

检影达到中和时,特点:______________________________

模型眼前所加镜片数量、总计度数和轴位等:______________________

该模型眼的最后处方是:______________________________

老师对其评价:

____

____

____

____

检影工作距离:____________

未加片时,影动特点(包括亮度、光带宽度和方向等):____________

基本判断:________________________(即存在哪种屈光不正可能)

检影达到中和时,特点:______________________________

模型眼前所加镜片数量、总计度数和轴位等:______________________

该模型眼的最后处方是:______________________________

老师对其评价:

____

____

____

____

(二)人眼检影练习

受试者姓名:________

检影工作距离:____________

未加片时,右眼影动特点(包括亮度、光带宽度和方向等):____________

基本判断:________________________(即存在哪种屈光不正可能)

检影达到中和时,特点:______________________________

模型眼前所加镜片数量、总计度数和轴位等:______________________

未加片时,左眼影动特点(包括亮度、光带宽度和方向等):____________

基本判断:________________________(即存在哪种屈光不正可能)

检影达到中和时，特点：________________

模型眼前所加镜片数量、总计度数和轴位等：________________

受试者双眼的最后处方是：________________

老师对其评价：

____

____

____

____

人眼检影练习

受试者姓名：________

检影工作距离：________

未加片时，右眼影动特点（包括亮度、光带宽度和方向等）：________

基本判断：________________（即存在哪种屈光不正可能）

检影达到中和时，特点：________________

模型眼前所加镜片数量、总计度数和轴位等：________________

未加片时，左眼影动特点（包括亮度、光带宽度和方向等）：________

基本判断：________________（即存在哪种屈光不正可能）

检影达到中和时，特点：________________

模型眼前所加镜片数量、总计度数和轴位等：________________

受试者双眼的最后处方是：________________

老师对其评价：

____

____

____

____

实训四

主觉验光

【目的】

1. 掌握瞳距测量的几种方法。

2. 在初始客观验光的基础上，根据被检者的主观反应或判断，在综合验光仪上进行一系列程序化步骤，精确验证被检眼的屈光状态。

一、瞳距测量

【准备】

1. **仪器和材料** 瞳距尺，瞳距仪，笔灯。

2. **环境** 正常室内照明。

3. **人员** 检查者嘱被检者坐好，正视前方，检查者坐在被检者对面，调整座椅高度保持两者眼睛在同一高度。

【步骤和方法】

1. 双眼远用瞳距的测量

(1) 直尺测量：直尺测量可分为角膜缘法、瞳孔缘法、瞳孔中心法、角膜映光点法。

角膜缘法：测定一眼的角膜内缘到另一眼的角膜外缘的水平距离。

瞳孔缘法：测定一眼的瞳孔内缘到另一眼瞳孔外缘的水平距离。

瞳孔中心法：测定一眼的瞳孔中心到另一眼瞳孔中心的水平距离。

角膜映光点法：测量两眼角膜映光点之间的水平距离。

1) 角膜缘法步骤：①被检者与检查者相距 40cm 相对而坐，双方眼睛保持平行在同一高度上。②检查者右手拇指和示指拿着直尺，其余手指起稳定作用，将直尺放置于被检者眼前。③检查者闭上右眼，让被检者注视检查者的左眼，同时将直尺的零刻度对准被检者右眼的角膜内缘。④检查者睁开右眼闭上左眼，让被检者注视检查者的右眼，同时读取被检者左眼角膜外缘所对应的刻度。⑤重复 3 次取平均值作为被检者的远用瞳距。

2) 瞳孔缘法、瞳孔中心法与角膜缘法操作步骤基本相同，测量过程中参照部位不同。

3) 角膜映光点法步骤：①被检者与检查者相距 40cm 相对而坐，双方眼睛保持平行在同一高度上。②检查者右手拇指和示指拿着直尺，其余手指起稳定作用，将直尺放置于被检者眼前。③检查者置笔灯于左眼的正下方，正对被检者右眼。④让被检者注视检查者左眼，同时检查者闭上自己的右眼，并将直尺的零刻度对准被检者右眼的角膜反光点。⑤检查者睁开右眼闭上左眼，置笔灯于右眼的正下方，正对被检者左眼。⑥让被检者注视其右眼，同时

笔记

读取被检者左眼角膜映光点所对应的刻度。⑦重复3次取平均值作为被检者的远用瞳距。

上述几种方法,在测量时会受检查者的距离影响。当检查者与被检者瞳距接近时,测量结果比较接近准确值;当检查者与被检者瞳距相差较大时,被检者并非水平注视,检查者瞳距较大时,测量结果偏大,检查者瞳距较小时,测量结果偏小。

(2)瞳距仪测量:利用直尺测量瞳距时,读数存在一定的视差,为了弥补这种视差,可以使用瞳距仪测量瞳距。操作步骤如下:

1)检查者与被检者相对而坐,双方眼睛保持平行在同一高度上。

2)将注视距离键调整到数值为"∞"的位置上,打开电源开关。

3)将瞳距仪的额头部和鼻梁部轻轻放置在被检者的前额和鼻梁处,并使其保持水平。

4)让被检者注视里面的绿色视标。

5)检查者通过观察窗,可观察到被检者瞳孔上的反光亮点,然后分别移动右眼瞳距可调键和左眼瞳距可调键,使瞳距指针与反光亮点对齐。

6)读取瞳距仪上面所显示的数值。

7)重复3次取平均值作为被检者的远用瞳距。

2. **双眼近用瞳距的测量** 近用瞳距测量和远用瞳距测量方法基本相同,下面以工作距离33cm为例简单介绍近用瞳距的测量。

(1)直尺测量

1)角膜缘法步骤:①被检者与检查者相距33cm相对而坐,双方眼睛保持平行在同一高度上。检查者左眼正对被检者双眼中间。②检查者右手拇指和示指拿着直尺,其余手指起稳定作用,将直尺放置于被检者眼前与镜眼距相同的位置。③检查者闭上右眼,让被检者双眼同时注视检查者的左眼。④检查者测量被检者右眼角膜内缘与左眼角膜外缘之间的距离。⑤重复3次取平均值作为被检者的近用瞳距。

2)瞳孔缘法、瞳孔中心法与角膜缘法操作步骤基本相同,测量过程中参照部位不同。

3)角膜映光点法步骤:①被检者与检查者相距33cm相对而坐,双方眼睛保持平行在同一高度上。检查者左眼正对被检者双眼中间。②检查者右手拇指和示指拿着直尺,其余手指起稳定作用,将直尺置于被检者眼前与镜眼距相同的位置。③检查者置笔灯于检查者左眼的正下方(相当于被检者双眼的正前方),并直射被检者鼻梁中部。让被检者双眼同时注视检查者左眼。④检查者在主眼测量被检者右眼角膜反光点与左眼角膜反光点之间的距离。⑤重复3次取平均值作为被检者的近用瞳距。

(2)瞳距仪测量:用瞳距仪测量近用瞳距与测量远用瞳距方法基本相同,不同之处为在测远用瞳距时注视距数值被调整在"∞"的位置,在测量工作距离为33cm的近用瞳距时,注视距离数值应被调整在"33"的位置。

二、主觉验光(subjective refraction)

【准备】

1. **仪器和材料**

(1)综合验光仪,投影视力表。

(2)清洁综合验光仪与被检者相接触的部位。

2. **环境** 正常室内照明。

3. **人员**

(1)让被检者安坐检查椅上,不配戴任何矫正镜片。

笔记

（2）将被检者初始屈光度数设置在验光头上，包括球镜和散光度数及轴向。

（3）调整座椅高度，使被检者坐姿舒适，眼位高度与投影视标的高度相等。

（4）将综合验光头放在被检者眼前，调整瞳距旋钮设置被检者的瞳距，调整综合验光头的高度，使被检者双眼位于视孔中心（图 4-1）。

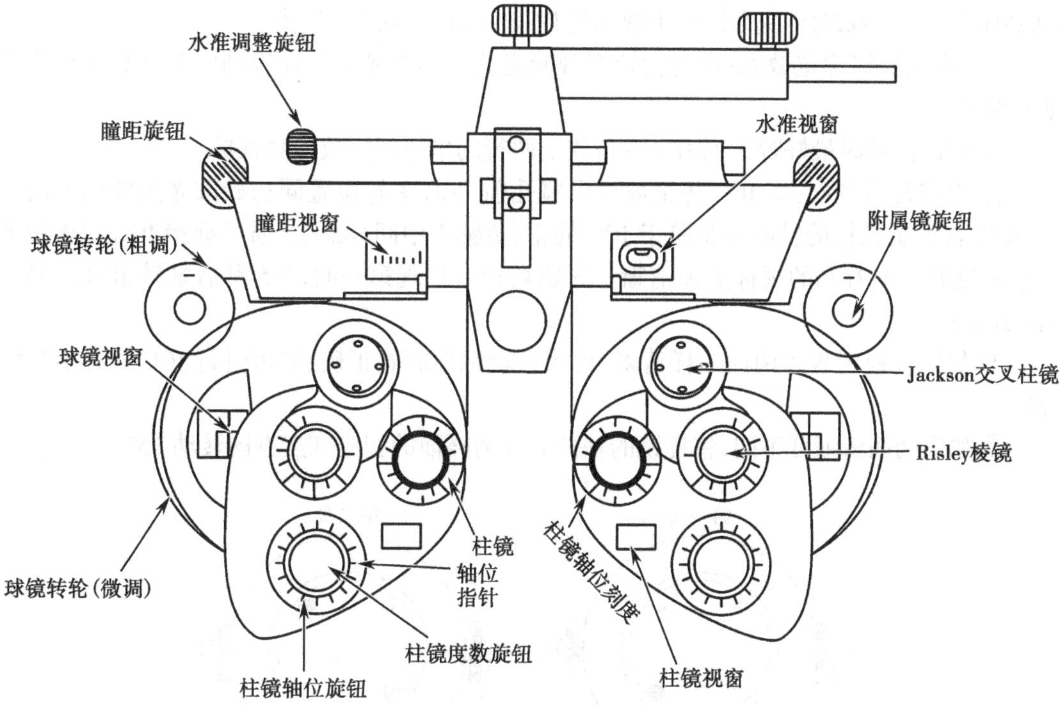

图 4-1　综合验光仪肺头

（5）调整验光头水平调节旋钮，使验光头保持水平。

（6）旋转额托旋钮，调整被检者镜眼距离（一般为 12mm）。

（7）嘱被检者双眼睁开，一般先检查右眼，后检查左眼，单眼检测时将非检测眼遮盖。

【方法和步骤】

1. 单眼远距主觉验光

（1）初步 MPMVA：通过“雾视”尽量放松被检者的调节，以尽可能高的正度数镜片或尽可能低的负度数镜片获得被检者的最佳视力。

1）雾视：在被检眼起始屈光度上加正镜片（减负镜片），一般为 +0.75~+1.00D，在此基础上检查被检眼视力。

①如果被检眼视力高于 0.5，说明雾视不足，需要继续增加正镜片的度数（减少负度数镜片）。②如果被检眼视力范围在 0.3~0.5 之间，则说明雾视合适。

2）在被检眼前逐渐减少正度数镜片（增加负度数镜片），按照每次减少 1 个 +0.25D 的频率进行。

3）每减少 1 个 +0.25D（增加 1 个 –0.25D），检查被检者的视力是否有相应的提高，鼓励被检者辨认更小的视标。

4）负度数镜片和视力逐渐增加，直到被检者获得最清晰的视力为止，即减少正度数镜片（增加负度数镜片）无法再继续提高视力。

5）用红绿试验结束初步 MPMVA。总是让被检者先看绿色半的视标，再看红色半的视标，比较两种颜色背景下的视标哪个更清楚。

①如果红色半的视标显得更加清楚，说明还存在部分雾视，减去 1 个 +0.25D（加上 1 个 -0.25D）。②如果绿色半的视标显得更加清楚，说明正镜片欠矫或负镜片过矫，则增加 1 个 +0.25D（减去 1 个 -0.25D）。③调整后再让被检者比较，直至两种颜色背景下的视标看起来一样清楚。④如果不能达到红绿视标一样清晰，则当红色半视标较清楚时，减少 1 个 +0.25D（加 1 个 -0.25D）变为绿色半视标清楚（one into green）为终点。

（2）交叉柱镜确定散光：在对初始客观验光获得的散光进行柱镜轴向和度数的精确验证和调整。

1）使用被检眼最好矫正视力上一行或上两行的单行视标或蜂窝视标。

2）确定柱镜轴向：将 JCC 转至被检眼窥孔前，JCC 手轮位置同初始散光负柱镜轴向一致，此时初设负柱镜的轴刚好骑跨于 JCC 的正、负轴正中间（45°）。通过翻转 JCC 使被检者比较通过哪一面看到的视标更加清晰。先给被检者呈现第一面，3~5 秒后翻转 JCC 至另一面（图 4-2）。

① 如果被检者报告两面一样清晰，说明柱镜轴向放置正确，则可进行 JCC 散光度数的确定。

② 如果两面清晰度不同，将柱镜的轴位向较清晰面的相应红点方向转动 15°。

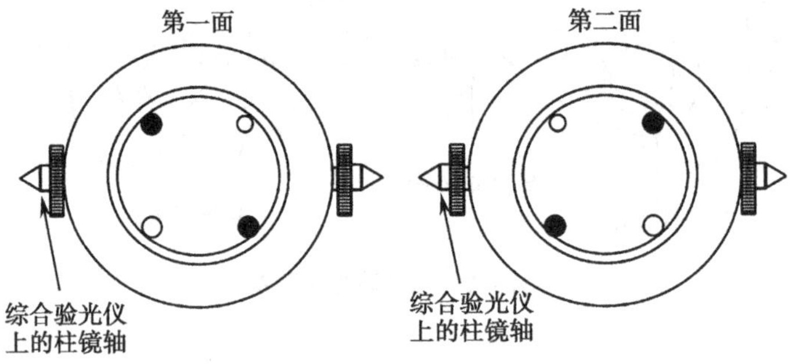

图 4-2 综合验光仪的柱镜轴

3）再次翻转 JCC，比较两面清晰度：①如果两面看起来一样清晰，说明柱镜轴向放置正确，则可进行 JCC 散光度数确定。②两面清晰度不同时，如果较清晰一面与第 2）步中一样，将柱镜的轴位朝较清晰那面的相应红点方向继续转动 15°；如果较清晰一面与第 2）步中相反，将柱镜的轴位朝较清晰那面的相应红点方向转动 10°。

4）继续比较两面的清晰度，至以下情况终止：①如果两面一样清晰，说明柱镜轴向放置正确，则可进行 JCC 散光度数确定。②如果被检者不能报告一样清晰，则继续调整 JCC 轴位，调整过程中不再覆盖曾经调整过的刻度位，直至与其之间差异为 5°，继续调整的幅度小于 5° 为止。

5）确定柱镜度数：将 JCC 顺时针旋转 45°，使 JCC 红点或白点位置同柱镜轴向一致，翻转 JCC，请被检者比较两面的视标清晰度。①如果两面一样清晰，说明柱镜度数正确。②两面清晰度不同时，如果较清晰面为红点与柱镜轴一致，增加 1 个 -0.25D（减少 1 个 +0.25D）的柱镜，再次进行翻转比较。③两面清晰度不同时，如果较清晰一面为白点与柱镜轴一致，减少 1 个 -0.25D（增加 1 个 +0.25D）的柱镜，再次进行翻转。④ JCC 度数调整过程中，应始终保持最小弥散圆在视网膜上。当柱镜改变量为 -0.50D 时，球镜相应增加 +0.25D（一半柱镜量）。当柱镜改变量为 +0.50D 时，球镜相应增加 -0.25D。

笔记

6）JCC 度数终点判断：①如果两面一样清晰，说明柱镜度数正确，度数调整完毕。②如果两面清晰度不同，最后确认被检者两面清晰度改变在很小的范围内（±0.25D）。选择较低的负柱镜度数或接近被检者习惯处方的散光柱镜度数(图 4-3)。

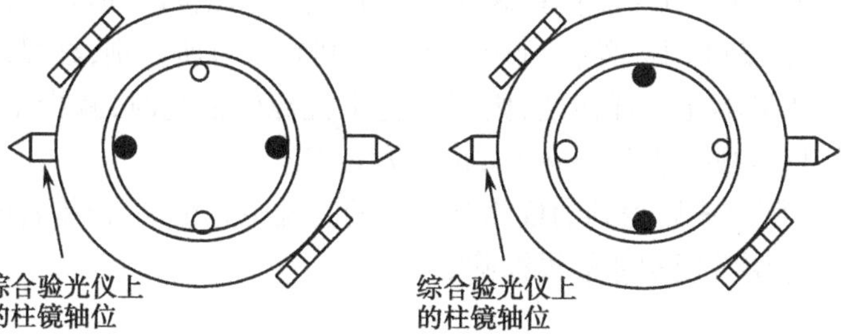

图 4-3　综合验光仪上的柱镜轴位

(3) 再次单眼 MPMVA:如果在 JCC 过程中没有改变散光柱镜的轴向和度数,或起始度数中没有设置散光,经确认也无散光,则不用进行再次 MPMVA。其目的是在精确被检者散光轴向和度数的情况下再次 MPMVA 确定被检者最终的球镜度数。操作步骤同初步 MPMVA,终点判断可参考以下几种方法:

1) 双色试验:红绿背景下的视标一样清楚,如果无法获得一样清晰,则当红色半视标较清楚时,而减少 1 个 +0.25D(增加 1 个 -0.25D)变为绿色半视标清楚为终点。

2) 视标变得"小而黑":确认在改变镜片度数时,视标是变得"更清晰"还是"更小或更黑",因为在过矫时,视标会看起来"变小或变黑",此时要增加 1 个 +0.25D 或减少 1 个 -0.25D,此即为终点。

3) 最佳视力的终点:被检者的视力无法再提高或已达到 1.5。

2. 双眼平衡　双眼平衡只能用于双眼视力均已在单眼验光中达到近似或同样清晰的情况下才能使用,如果左、右眼最佳矫正视力相差两行或以上,无需进行这一步骤。双眼平衡的目的是通过双眼的视觉均衡进一步放松调节反应,减少或消除单眼主觉验光的误差。

(1) 在左、右眼分别完成单眼验光后同时去遮盖。

(2) 在每一眼前加 +0.75D 的雾视镜片,测量双眼视力,雾视后最佳视力在 0.5~0.8 之间,则达到理想的雾视状态。如果视力大于 0.8,可再增加雾视度数直至其视力降至 0.8 或 0.8 以下,如果视力低于 0.5,表示雾视量太大,可减少雾视度数。

(3) 选择雾视状态下双眼最佳视力上一行的单行视标。

(4) 利用垂直棱镜打破融像,将双眼分离,在右眼前加 3^{Δ}~4^{Δ}BU 棱镜,在左眼前加 3^{Δ}~4^{Δ}BD 棱镜,如图 4-4 所示,确认被检者能看到上下两行视标。

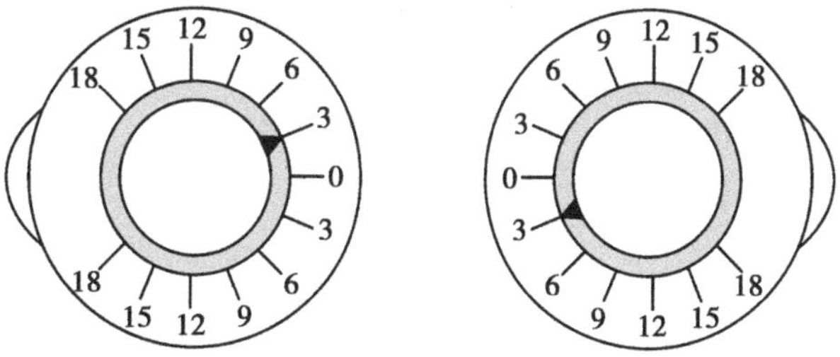

图 4-4　右眼前加 3^{Δ}BU,左眼前加 3^{Δ}BD

要求被检者比较上下视标哪一行相对更清晰,如果上行较清,在左眼增加 +0.25D(该眼看到的是上行视标)。

(5) 让被检者再次比较是否两行一样清晰,在相对较清晰的那一眼前再加雾视镜,直至双眼同样模糊。

(6) 如果双眼不能达到同样模糊,则让优势眼保持相对较好的视力。可通过以下方法简单判断优势眼:选择一个目标物体,可以是一小水杯,也可以使一支笔,双手交叉虎口成三角形,透过这个三角形可以看到事前选择好的目标物体。分别遮住一只眼睛,单眼透过这个三角形区域,看能不能看到这个目标物体,如果能看到的话,这只眼睛就是优势眼,不能看到

笔记

的话就是辅眼。

(7) 此时将双眼前棱镜移开,进行双眼 MPMVA,以 +0.25D 的级率双眼同时减少正度数镜片直至视力无法再提高,其步骤同单眼 MPMVA,只是双眼同时同步进行。

双眼双色实验步骤同单眼,终点判定与单眼 MPMVA 有所差别,红绿试验调整直到两半的视标一样清楚,如果不能一样清楚,则当绿色半视标较清楚时,减少 1 个 −0.25D(增加 1 个 +0.25D)变为红色半视标清楚(one into red)为终点。

注意:在以上步骤完成后得到的仅为被检者的主觉验光结果,被检者的配镜处方仍需结合试戴感受、眼位、年龄等因素才能最终确定。

【记录】

记录每只眼的球镜度数、柱镜度数和轴向及相应矫正视力和瞳距。

记录示例:

Sub-ref:

OD −5.00DS/−0.50DC × 170=5.0(1.0)

OS −6.00DS=5.0(1.0)

OU 5.1(1.2)

PD 62mm

(林 蒙)

笔记

附:主觉验光记录单

姓名:____________ 学号:____________ 班级:____________ 日期:____________

被检者 A 姓名:____________

PD= mm	OD	OS
原处方		
初次 MPMVA		
JCC 调整轴向		
JCC 调整度数		
再次 MPMVA		
双眼平衡		
最终处方		

被检者 B 姓名:____________

PD= mm	OD	OS
原处方		
初次 MPMVA		
JCC 调整轴向		
JCC 调整度数		
再次 MPMVA		
双眼平衡		
最终处方		

实训五

老视验光

老视验光(prescription for presbyopia)是借助综合验光仪,在其完成“屈光远矫”的基础上进行近附加的测量。临床上确认近附加度数分三步。第一步是确定试验性近附加,方法包括:①根据年龄确定试验性近附加;②根据融像性交叉柱镜确定;③调节幅度测量,然后根据一半原则确定试验性近附加。第二步是确定精确近附加,主要根据负相关调节和正相关调节来确定。第三步是根据配戴者的用眼习惯,如习惯阅读距离、习惯阅读字体进行调整,最后确定处方。

【目的】

根据被检者的主观反应或判断,确定老视被测者的适宜近附加度数,作为近用处方。

【准备】

1. **仪器和材料** 综合验光仪,近点杆,近视力卡、FCC 视力表。
2. **环境** 设置近用明亮照明。
3. **人员**
(1) 被测者舒适地坐于验光椅上,调整瞳距为近瞳距。
(2) 在综合验光仪上设置被检查者的“远距主觉验光”结果。

【步骤和方法】

1. 试验性近附加的获得 试验性近附加可通过以下的 3 种方法之一获得:
(1) 根据不同年龄近附加的经验值选择试验性近附加。
1) 设置近用明亮照明。
2) 根据被测者阅读习惯将近视力卡放在距离被测者眼前 40cm 或 33cm 的位置上。
3) 根据年龄、原屈光不正度数和阅读距离,得到试验性近附加(表 5-1)。

表 5-1 不同年龄段和不同屈光状态下所对应的试验性附加度数

年龄 / 岁	近视、正视 /D	低度远视 /D	高度远视 /D
33~37	0	0	+0.75
38~43	0	+0.75	+1.25
44~49	+0.75	+1.25	+1.75
50~56	+1.25	+1.75	+2.25
57~62	+1.75	+2.25	+2.50
>63	+2.25	+2.50	+2.50

笔记

4）双眼同时添加，要求被测者对近视力卡进行阅读。

5）根据清晰或舒适与否，增加或减少近附加度数，直至清晰和舒适。

（2）根据“调节幅度的一半原则”确定实验性近附加。

1）调节幅度可通过以下 3 种方法之一获得：①推进法：遮盖非测试眼，请被测者注视视标（近距最好视力的上一行视标），并保持视标的清晰，缓慢将视标移近被测者，直至被测者报告出现视标模糊时，测量视标卡离眼镜平面的距离并将该距离换算成屈光度，即为该眼的最大调节幅度，遮盖已测眼，使用同样方法测量另一眼。②负镜法：遮盖非测试眼，请被测者注视视标（近距最好视力的上一行视标），并保持视标的清晰，逐步在被测眼前增加负度数镜片，直至被测者报告出现视标模糊时，所添加的负度数镜片总和再加上视标距离的倒数就是调节幅度，遮盖已测眼，使用同样方法测量另一眼。③最小调节幅度公式法：最小调节幅度 =15−0.25× 年龄。

2）将被测者的习惯阅读距离（例如 40cm）换算成调节需求（2.5D）。

3）将调节需求减去被测者调节幅度（例如被检者 48 岁，根据最小调节幅度公式计算或调节幅度测量结果为 3D）的 1/2，就是试验性附加度数（2.5−3.0×0.5=+1.0D）。

（3）根据 FCC 的测量结果来选择试验性近附加。

1）根据被测者阅读习惯将 FCC 视力表（图 5-1）放在距离被测者眼前 40cm 或 33cm 的位置上。

2）设置昏暗照明。

3）将 JCC 放在被测者双眼前，负轴在 90°轴位（红点在垂直位）。

4）确认被测者的双眼均无遮盖。

5）引导被测者报告 FCC 视力表中哪一组线条清晰，线条偏上或偏下，或正好交叉；如果被测者报告水平线条比垂直的清晰或两组一样清晰，直接进入下一步；如果被测者报告垂直线条比水平线条清晰，减低照明；如果减低照明被测者仍然报告垂直线条较清晰，翻转 JCC 后再进行比较，如果仍旧是垂直线比较清晰，那就判断为“垂直嗜好”，如果是水平线清晰，判断为“调节超前”。

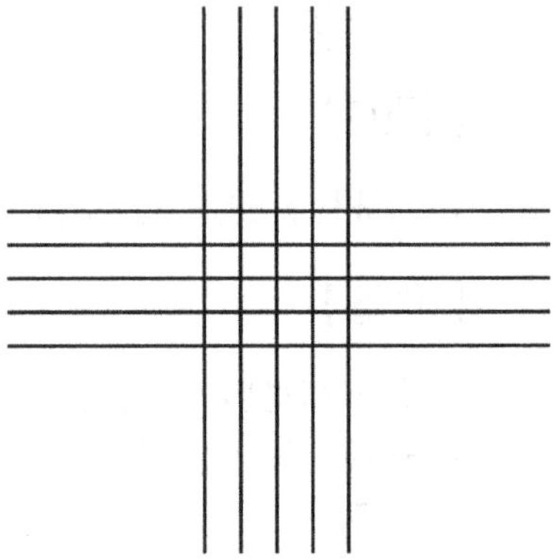

图 5-1 FCC 测试视标

6）如果被测者报告水平线条较清晰或两组线条一样，双眼同时以 0.25 级率增加正镜片度数，直至被测者报告垂直线条较清晰。

7）双眼同时减少正度数，直至被检者报告水平和垂直线一样清晰；如果没有报告一样清晰，则保留水平线清晰时的最正度数作为终点，双眼前所增加的正球镜量为 FCC 值。

8）记录 FCC 值作为试验性近附加。

2. 精确测量近附加

（1）综合验光仪中放好被测者的远距矫正度数，并放上试验性近附加。

（2）根据被测者阅读习惯将近视力卡放在距离被测者眼前 40cm 或 33cm 的位置上。

（3）设置明亮照明。

（4）确认双眼均无遮盖。

（5）指导被测者注视近距阅读卡上比最佳视力大一行或两行的视标。

（6）先做 NRA，即双眼同时增加正镜片（以 +0.25D 为级率）直至被测者首次报告视标持续模糊，记录增加正度数镜片总量（即 NRA 值）。

（7）将综合验光仪中的度数重新调整到原先度数。

（8）确认视标是清晰的。

笔记

（9）做 PRA，即双眼同时增加负度数镜片（以 -0.25D 为级率）直至被测者首次报告视标持续模糊，记录增加的负度数镜片总量（即 PRA 值）。记录：NRA/PRA：+1.50/-1.00。

（10）将 NRA 和 PRA 检测结果（例如 +1.50/-1.00）相加后除以 2（为 +0.25D），其结果加入原试验性附加（+1.00D）得到精确近附加结果（+1.25D）。

3. 根据被测者的身高和习惯阅读距离进行相应的补偿调整，如对身材矮小的被测者增加 +0.25D 或对身材高大的被测者增加 -0.25D 等。

4. 试镜架试戴、阅读适应及调整。

5. 测量单眼及双眼近视力，原则上最佳矫正近视力应与最佳矫正远视力相同，若两者不相同，可考虑增加近附加。

6. 测量清晰阅读范围并调整近附加。

（1）请被测者注视视标（近距最佳视力的上一行视标），并保持视标的清晰，缓慢将视标移近被测者，直至被测者报告出现视标模糊，测量视标卡离眼镜平面的距离。

（2）请被测者注视视标（近距最佳视力的上一行视标），并保持视标的清晰，缓慢将视标远离被测者，直至被测者报告出现视标模糊，测量视标卡离眼镜平面的距离。

（3）以上两个距离之间即为清晰阅读范围。

（4）原则上应使被测者的习惯阅读距离落在清晰阅读范围的中点。若清晰阅读范围的中点比被测者的习惯阅读距离更远，则增加相应的阅读近附加（如增加 +0.25D）；若清晰阅读范围的中点比被测者习惯阅读距离更近，则减少相应的阅读近附加（如增加 -0.25D）。

7. 测量单眼及双眼近视力，原则上最佳矫正近视力应与最佳矫正远视力相同。

8. 开出处方（应包括远距处方和近附加）。

【记录】

在远距屈光矫正基础上记录每只眼的近附加和近矫正视力以及双眼近用清晰范围。

记录示例：

OD：+1.00DS/-0.50DC × 90=5.0（1.0）

OS：+0.75DS=5.0（1.0）

Add：+1.25D

【检查举例】

现有一 50 岁老年男性患者前来就诊，主诉为双眼视近模糊 5 年，加重 1 年。近用习惯阅读距离是 40cm。

对其进行主觉验光后测得他的远矫度数为：

OD：+0.50DS=5.0（1.0）

OS：+0.25DS=5.0（1.0）

用移近法测得调节幅度为 3.00D

请对其进行老视验光，并给出近附加处方。

第一步：试验性近附加（根据“一半调节幅度”的原则）

+2.50D	习惯阅读距离转换成屈光度
+1.50D	被测者的调节幅度为 3.00D 的 1/2，通过移近法获得
2.50-1.50=+1.00D	为试验性近附加

第二步：精确近附加度数（通过 NRA/PRA）

NRA/PRA=+1.25/-0.75D（测试在远矫及原试验性附加 +1.00D 的基础上进行，即 OD：+1.50D，OS：+1.25D）

笔记

+0.25D　　NRA 和 PRA 之和除以 2

+1.00D　　试验性近附加（第一步）

+1.25D　　精确近附加

第三步：最后确定近附加度数

+1.25D　　由第二步获得

+0.25D　　根据被测者的身材和阅读习惯调整

+1.50D　　将该度数加上远矫度数放置在试镜架上，即 OD：+2.00DS，OS：+1.75OS

第四步：试镜架试戴，患者感觉舒适，确定最终处方。

记录 OD：+0.50DS=5.0（1.0）；OS：+0.25DS=5.0（1.0）；Add：+1.50D。

（林　蒙）

笔记

附:老视验配记录单

由学生自由组队,两位同学一组进行练习;为了更有效地模拟老视患者,可以采用睫状肌麻痹剂,滴用前由老师使用裂隙灯对学生进行眼部检查,排除散瞳禁忌证。

模拟患者姓名:______________

使用的散瞳剂:______________

模拟患者裂隙灯下房角检查情况:______________

模拟患者远距主觉验光结果

OD:____

OS:____

PD:____

模拟患者习惯阅读距离:________cm 转换为________D

第一步 试验性近附加的获得

方法一:FCC 的测量

FCC 结果记录:__________________

试验性近附加结果:______________

方法二:"调节幅度一半原则"

所选择的调节幅度测量方法:☐ 1. 推近法 ☐ 2. 负镜片法

模拟患者调节幅度结果记录:______________

试验性近附加结果:______________

第二步 精确近附加的获得

NRA/PRA:______________

精确近附加结果:______________

第三步 试镜架调整和阅读适应调整

调整后近附加结果:______________

第四步 评价

模拟患者近视力:______________

是否调整阅读近附加:☐ 1. 是 ☐ 2. 否

若需进行调整,则调整后近附加为:______________

模拟患者清晰阅读范围:______________

是否调整近附加:☐ 1. 是 ☐ 2. 否

若需进行调整,则调整后近附加为:______________

第五步 开具处方

处方:____

检查者__________________

检查日期________________

实训六

裂隙灯眼前段检查

裂隙灯（slit lamp）是眼科最为常用的检查仪器，主要由照明系统和观察系统（双目显微镜）构成。裂隙灯的照明系统可以提供不同亮度、不同宽度和长度的裂隙光带以及点状照明光源。正常人眼具有近乎“透明”的组织结构特点，但各个结构部位和组织层面的屈光介质对光线的透过、反射及散射率稍有差异，特别是异常的病变组织。当裂隙光带穿过人眼组织时，返回显微观察系统的光线包含了被检组织结构的各种信息。大多数裂隙灯的显微观察系统可供 10~40 倍的放大倍率，除了可进行眼前段的检查，配合一些辅助器械，如前置镜、三面镜、Goldmann 眼压计，还可以进行眼底和虹膜角膜角结构的检查，甚至可加装眼用激光系统，进行治疗性操作。

【目的】

练习裂隙灯检查的规范步骤。

【准备】

1. **仪器和材料** 裂隙灯（图 6-1）、升降台。
2. **环境** 调整检查室内照明至昏暗照明。
3. **人员** 两人一组，其中一人作为被检者，另一人作为检查者，检查结束后互换身份。

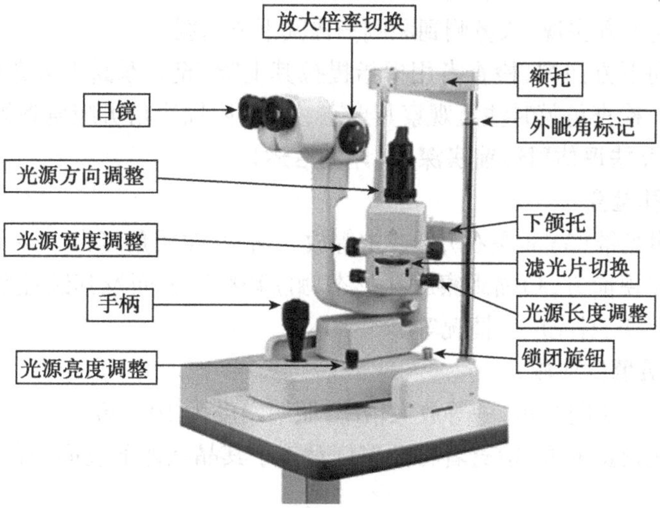

图 6-1 裂隙灯的基本结构

笔记

【检查前准备】

1. 向被检者说明将要进行的检查目的及注意事项。
2. 检查者洗手，清洁裂隙灯的下颌托和额托。

【步骤和方法】

1. 被检者就座，调整裂隙灯升降台至合适高度，并调整下颌托高度，使被检者外眦角对齐相应标记。根据检查者瞳距调整目镜间距，打开裂隙灯光源开关，调整裂隙光带至合适的亮度、宽度和高度，嘱被检者闭眼片刻，以其眉心或上睑为目标进行对焦调整。

2. **眼睑及睫毛的检查** 弥散光照明或较宽裂隙光带照明，低放大倍率，照明角度为30°~45°，随扫描检查部位稍作调整。被检者闭眼，检查者对焦于上睑、睫毛及睫毛根部的睑缘，从颞侧扫描至鼻侧，观察上睫毛及睑缘情况。然后嘱被检者睁开双眼，对焦于下睑缘睫毛根部，从鼻侧扫描至颞侧，观察下睑、睫毛根部、泪新月、睑板腺情况。检查者可用示指轻压下睑缘，观察睑板腺开闭及分泌物情况。

3. **结膜检查** 弥散光照明或较宽裂隙光带照明，低放大倍率，照明角度为30°~45°。重点观察结膜形态、颜色，有无充血、出血、水肿、异物以及乳头和滤泡情况。

（1）嘱被检者向上看，检查者用示指或中指向下翻开其下睑，暴露下睑结膜、泪小点和下方球结膜。从颞侧扫描至鼻侧，观察下方结膜有无异常，并用示指或中指轻压泪小点，检查其开闭情况及是否有异常分泌物。

（2）嘱被检者向下看，检查者用拇指提拉其上眼睑，暴露上方球结膜，从鼻侧扫描至颞侧。

（3）嘱被检者将被检眼内转，暴露颞侧球结膜，从颞侧扫描至鼻侧。

（4）嘱被检者将被检眼外转，暴露鼻侧球结膜，从鼻侧扫描至颞侧。

（5）向被检者说明后，翻转其上眼睑，扫描其上睑结膜。

4. **角膜检查** 中等到较细裂隙光带（1~3mm），中到高放大倍率。照明光带的角度随待检角膜位置不同进行调整。

（1）被检者注视正前方，从颞侧到鼻侧扫描中央部角膜。

（2）被检者向上方注视，从鼻侧到颞侧扫描其下方角膜。

（3）被检者向下方注视，检查者用拇指提拉其上睑，充分暴露上方角膜，从鼻侧到颞侧扫描其上方角膜。检查角膜时注意观察其形态、透明性，周边角巩缘血管等。

5. **Van Herick 法评估周边前房深度（详见后述）**。

6. **虹膜和瞳孔检查**

（1）较宽照明光带（3mm 左右），低或中等放大倍率，照明角度为30°~45°。

（2）被检者注视前方，扫描观察瞳孔形态、虹膜颜色、表面及其纹理情况、有无脱色素、瞳孔缘有无异常改变、对光反射情况等。

7. **晶状体和玻璃体前段**

（1）中等或较窄照明光带，中等放大倍率，照明角度为10°~20°。

（2）被检者注视正前方，检查者将裂隙灯对焦于其晶状体前表面，观察晶状体上皮有无异常。

（3）检查者将裂隙光带角度稍增大，对焦于各层晶状体皮质和晶状体核，观察其颜色和透明度有无异常。

（4）将裂隙光带角度略减小，对焦于晶状体后囊，观察是否存在浑浊。

（5）继续将焦点向后推进，观察前部玻璃体是否有浑浊。

笔记

【特殊方法】

1. Van Herick 周边前房深度评估法

（1）细照明光带，最大亮度，照明角度 60°，中等到高放大倍率。

（2）被检者正视前方，检查者可轻轻提拉其上睑，充分暴露角膜。

（3）分别从颞侧和鼻侧对焦于角巩缘稍靠近角膜一侧，估计在光学切面上，周边前房深度（虹膜上黑色投影）和角膜厚度（角巩缘白色光学切面宽度）的相对比例关系（图 6-2，图 6-3）。

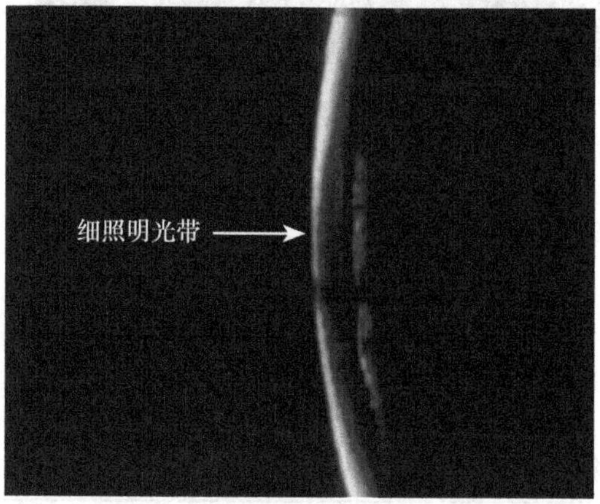

图 6-2　光学切面上所示角膜和前房

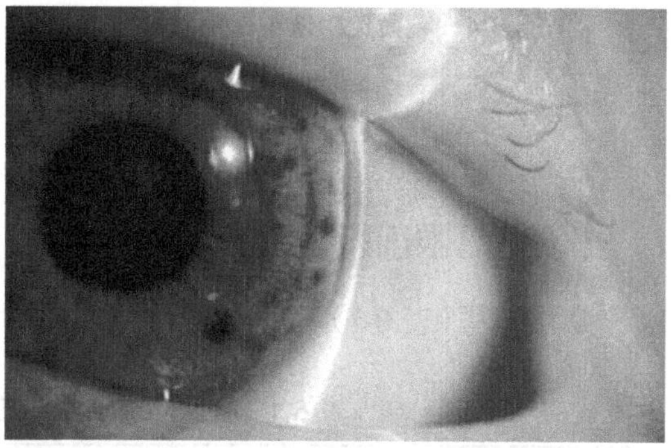

图 6-3　Van Herick 法估计周边前房

（4）如果黑暗的周边前房深度小于 1/4 角膜厚度，则需要进行房角镜下房角检查。

2. 角膜缘分光照明法

（1）细照明光带，最大亮度，照明角度 45°~60°，低放大倍率。

（2）被检者注视前方，检查者从颞侧以 45°~60° 的角度聚焦于被检眼角巩缘处，稍微调整照明光带的角度，即可观察到整个角膜被照亮，呈较暗的辉光状态。在较暗的角膜背景照明下，观察是否有异常明亮的部分，它们可由水肿、云翳等透明性下降引起的散射导致。检查者也可从目镜之外直接观察被检眼。

3. 镜面反射法

（1）稍细照明光带（1~2mm），照明角度 30° 左右。

（2）被检眼注视前方，低放大倍率下，对焦于待检角膜处，将照明光带在 30° 左右稍作调整，直至视野中出现较为明亮的反光斑出现。

（3）将放大倍率调整至较大倍率，精确对焦，固定照明光带的角度，左右调整观察位置和反光光斑在视野中的位置，直至在明亮的反射光斑下出现稍暗的一块花纹状区域，即为角膜内皮，需要在 40 倍以上的倍率下方可清晰观察到其六角形的结构（图 6-4）。

4. 点状光照明法前房检查

（1）照明系统调整至点状光斑或最细的光带（用于观察前房 Tyndall 现象），最大照明亮度，照明角度约 30°，高放大倍率，检查室全暗状态。

（2）低放大倍率下将点状光斑聚焦于角膜内皮和晶状体上皮之间，来回调整焦点，使其聚焦于前房内，调整至高放大倍率，调整焦点于前房内，观察前房是否存在由于炎性细胞颗粒产生散射所致的房水闪辉现象。可用同样的方法用较短的裂隙光带扫描观察前房是否存在 Tyndall 现象（图 6-5）。

笔记

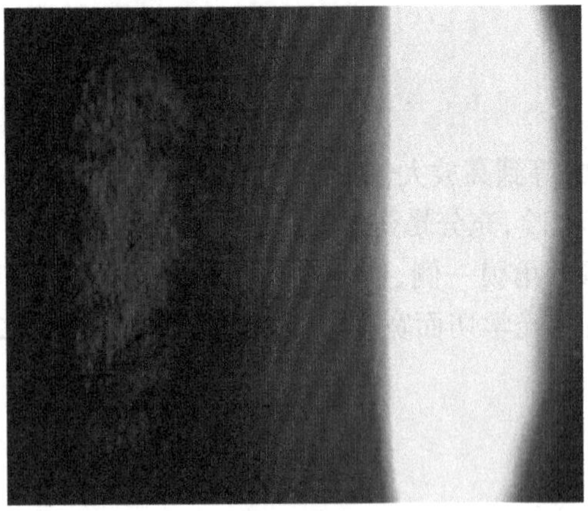

图 6-4 镜面反射法观察角膜内皮

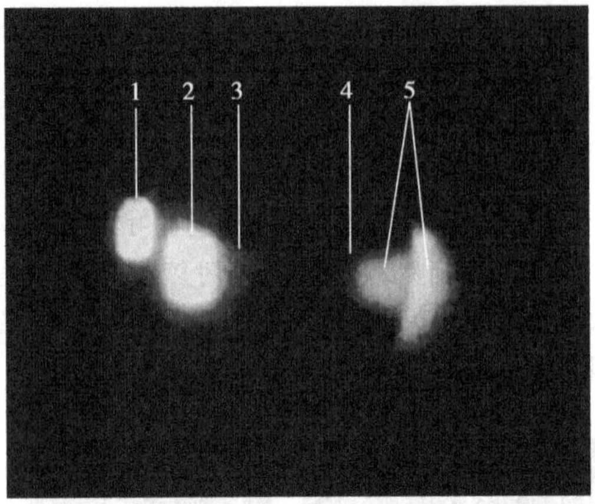

图 6-5 点状光照明法观察前房

1. 镜面反射;2. 圆锥光线;3 和 4. 圆锥光线显示房水闪光;5.(左)圆锥光线照亮晶状体前部,(右)圆锥光线照亮虹膜边缘

【裂隙灯眼前段检查的记录】

常用缩写(表 6-1):

表 6-1 裂隙灯前段检查记录常用缩写、英文全称及中文

英文缩写	英文全称	中文
SLE	slit lamp examination	裂隙灯检查
CL	clear	清
d&q	deep and quiet	前房深、清
F(+)	fluorescein(+)	荧光素染色(+)
Conj	conjunctiva	结膜
	cornea	角膜
AC	anterior chamber	前房

Van Herick 法评估周边前房时,记录下前房深度和角膜厚度的比例关系。角膜厚度为固定的 1,例如:1/2∶1、3/4∶1、<1/4∶1、>1∶1。

结膜和角膜的记录可采用画图的方式进行描述。

【记录示例】

OD		OS
清	睫毛	下睑倒睫
清	眼睑	清
乳头(+),滤泡(-)	结膜	乳头(++),滤泡(-)
中央云翳	角膜	清
深、清	前房	深、清
>1∶1	房角	1/2∶1
平	虹膜 - 瞳孔	色素痣 3 点钟位置
清	晶状体	后囊下混浊
清	玻璃体前段	清

笔记

(邓如芝)

附:裂隙灯检查记录单

姓名:____________　学号:____________　班级:____________　日期:____________

被检者姓名:____________

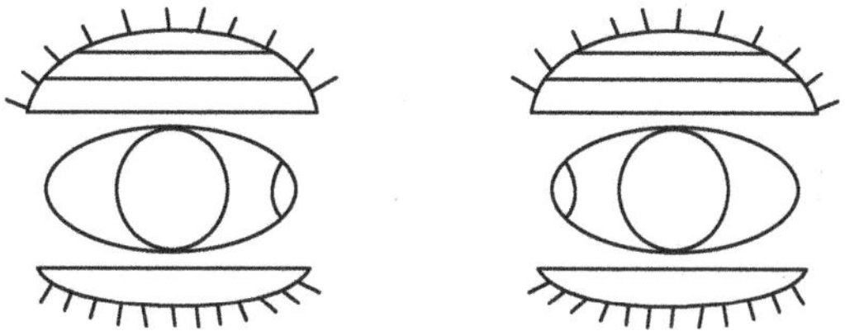

图 6-6　裂隙灯检查记录图

OD		OS
	睫毛	
	眼睑	
	结膜	
	角膜	
	前房	
	房角	
	虹膜 - 瞳孔	
	晶状体	
	玻璃体前段	

检查者____________

检查日期____________

实训七

眼压测量

眼压(intraocular pressure,IOP)的测量是使用仪器来测量眼内液体的压力。Goldmann压平式眼压计是一种国际通用的眼压计,由于它是将角膜压平而不会压陷角膜,不受巩膜硬度和角膜弯曲度的影响,是目前通用的最准确的眼压计,是眼压测量的“金标准”。

【目的】

使用Goldmann眼压计测量眼内压力(图7-1)。

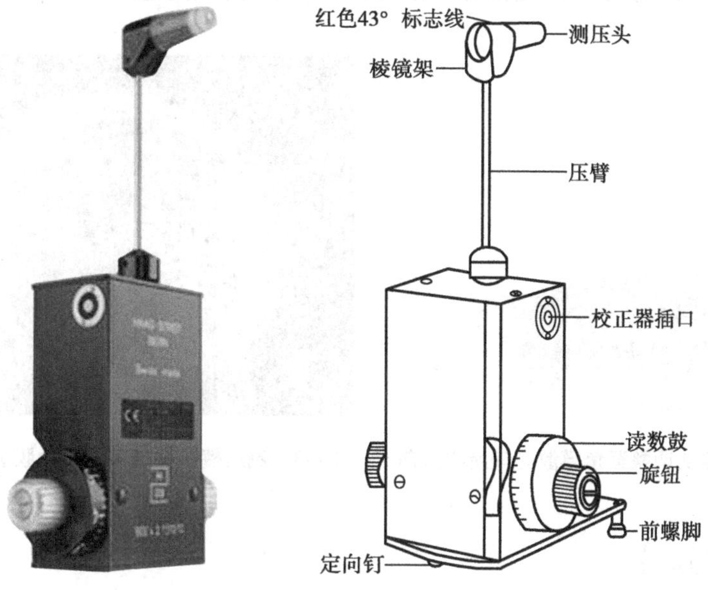

图7-1 Goldmann眼压计

【适应证】

由于Goldmann压平眼压计是接触性检查,因此在测量前需对患者眼前节健康状况进行检查,排除禁忌证,如患有传染性的急性结膜炎或严重的角膜病变(炎症、溃疡及裂伤等)切勿行此检查。

【准备】

1. **仪器和材料** Goldmann眼压计、裂隙灯显微镜、测压棱镜、眼科表面麻醉药物(盐酸丙美卡因滴眼液)、荧光素溶液或荧光素条、纸巾、医用酒精清洁片。
2. **环境** 调整检查室内照明至昏暗照明。
3. **人员** 两人一组,其中一人作为被检查者,另一人作为检查者,检查结束后互换身份。

笔记

【检查前准备】

1. 检查者清洗消毒双手，清洁裂隙灯的下颌托和额托。

2. 评估被检者眼部及角膜情况。

3. 说明将要进行的检查目的及注意事项　被检者眼部及角膜情况经评估适合用压平式眼压计测量眼压时，应告知被检者此项检查的目的和要使用的药物，并询问有无相关药物的过敏史。此外，应具体告知患者操作中滴入的表面麻醉药物会使其角膜暂时失去痛觉，起效时间在20s左右，持续时间约20min，1h内不应用力搓揉眼部，以免损伤角膜上皮。滴入眼部的荧光素溶液会使得泪液暂时呈黄色，有可能通过鼻泪管流到鼻腔，不用惊慌。如有明显不适，应告知检查者。

4. 用眼科表面麻醉药物如盐酸丙美卡因滴眼液1~2滴点眼作表面麻醉。

5. 用消毒荧光素纸条轻轻接触被测眼下睑的内表面2~3s后取出纸条，或滴0.25%荧光素钠滴眼液，瞬目2~3次后，使角膜表面泪膜染色，能睁眼时即可开始检查。

6. 酒精清洁棱镜测压头，晾干后安装于Goldmann测压装置上，如果被测者角膜散光大于-3D以上，则需将测压棱镜的零刻度线转至被测者角膜散光的轴向所在方向，否则测量时将难以得到两个完整的半圆（图7-2，图7-3）。

7. 将Goldmann眼压计的旋钮旋转在15mmHg作为初始位置。

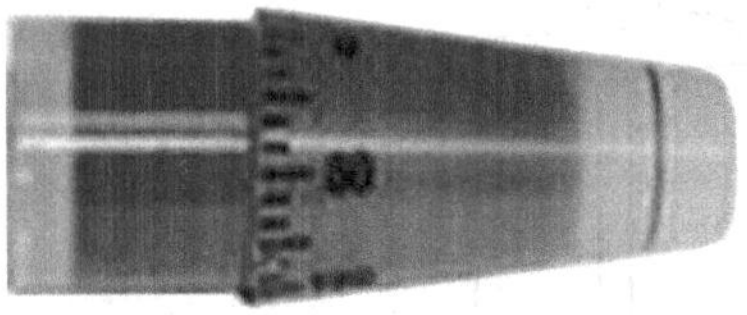

图7-2　测压头调整至角膜散光轴所在方向

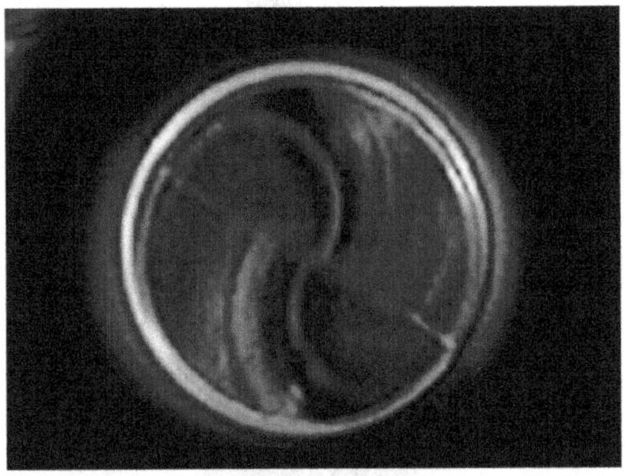

图7-3　测压棱镜根据被测眼角膜散光调整方向

【步骤和方法】

1. 被检者就座于裂隙灯前，调整至合适高度，调整目镜瞳距至合适大小，选择低放大倍率。告知测量过程中前额贴紧额托，不要屏气，注视正前方，操作过程中蓝光照亮的测压头将会轻轻接触其角膜，但不要随意眨眼，不要随意转动眼睛。

2. 转动Goldmann测压装置到正中位置，目镜中观察测压棱镜的位置，并调整裂隙灯至低放大倍率，拨至钴蓝光滤光片，宽裂隙光带，最高亮度下从外侧60°照亮测压棱镜（图7-4）。

3. 指导患者保持眼睛睁开并注视前方，慢慢地将眼压计探测头向角膜移近，当探测头离角膜2~3mm时，调整探测头，使其与角膜顶点高度一致，继续向前慢慢地移动操纵杆直到棱镜探头接触角膜（图7-5）。

4. 一旦棱镜与角膜接触，通过左边的目镜观察（眼压计探测头正好对准左边的目镜），可以看到上下两个半圆形环，如图7-6所示。

5. 观察半圆形的宽度以确定两个半圆既不太宽也不太窄。理想的状态是半圆的宽度是其直径的1/10。太宽的半圆表示荧光素染色量太多或泪液过多，并会导致过高的眼压读

笔记

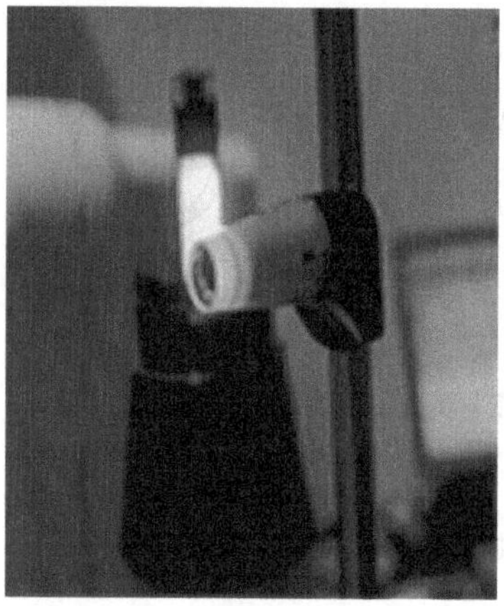

图 7-4　压平式眼压测量

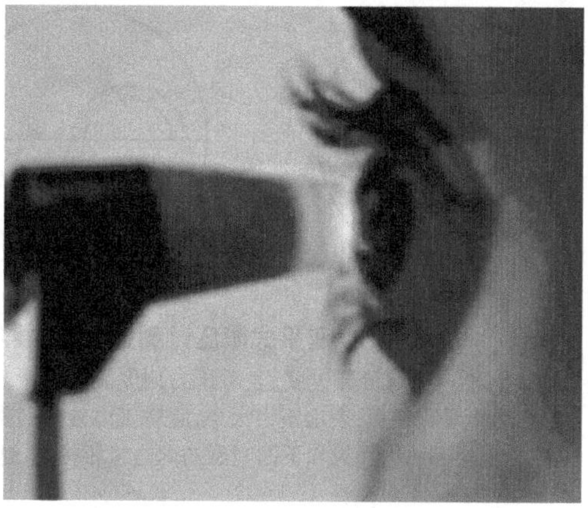

图 7-5　测压棱镜接近并接触角膜

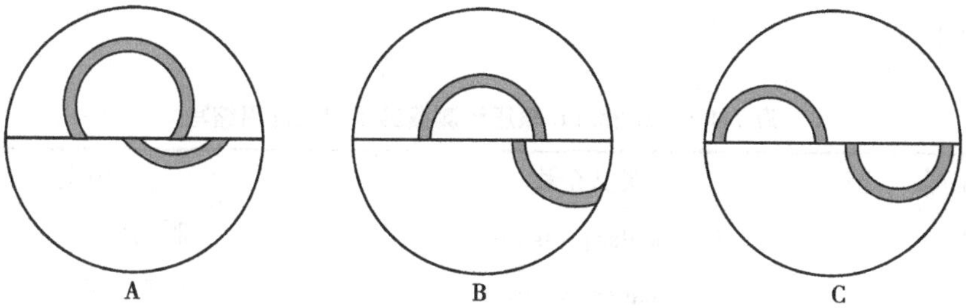

图 7-6　压平式眼压计测量眼压，裂隙灯下示意图

A. 上面的半圆形比下面的半圆形大，表示压平棱镜没有正对患者的角膜中央，必须向上移动棱镜使半圆形位于视野中央；B. 下面半圆形的右半部分消失，表示压平棱镜在水平方向上没有对准患者的角膜，必须将棱镜向右移动使半圆形位于视野中央；C. 半圆形完全显示并大小相等，表示压平棱镜正好位于患者的角膜中央

数，太窄的半圆表示荧光素染色量太少，并会导致过低的眼压读数（图 7-7）。

6. 当两个半圆形是合适的宽度、相同大小并且位于视野中央时，旋转加压旋钮得到正确的眼压值。上下两半圆形的内边缘分开过度或者没有相交，则分别表示眼压计探头对角膜施加的压力过大或过小。正确测量结果的理想位置：上面半圆形的内边缘与下面半圆形的内边缘重合（图 7-8）。此时，在角膜上加的压力与压力读数匹配，读取读数鼓上的刻度，并将此读数乘以 10，即为眼压的毫米汞柱数。

7. 一般每眼连续测量 3 次取其平均值。

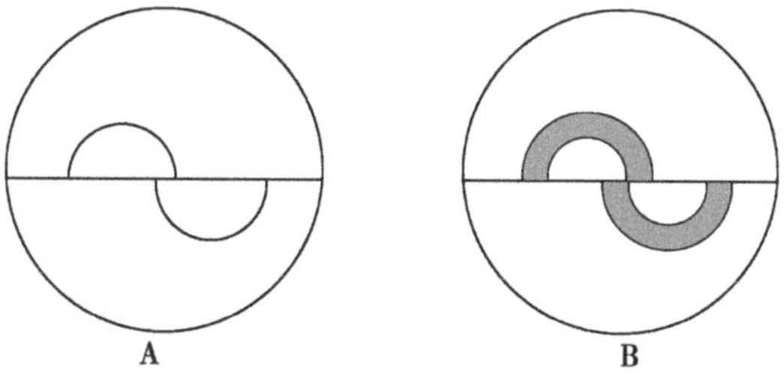

图 7-7　压平式眼压计测量眼压，裂隙灯下荧光染色示意图

A. 两个半圆形宽度太窄，表示患者眼中的荧光素量不足，如果没有调整就会导致过低的眼压读数；B. 太宽的半圆表示荧光素染色量太多或太多的泪液，如果没有调整就会导致过高的眼压读数

笔记

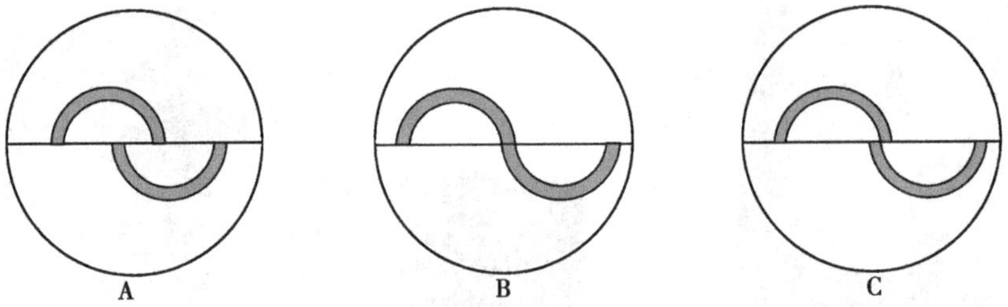

图 7-8 压平式眼压计测量眼压，裂隙灯下荧光染色示意图

A. 半圆形内边缘分开过度，表示压力刻度旋转过度，旋转压力旋钮需减少压力值；B. 半圆形内边缘没有相交，表示压力太小，旋转压力旋钮则需加大压力；C. 半圆形内边缘在适当位置，上面半圆的内边缘和下面半圆的内边缘相接触，这时候的读数就是患者的眼压值

【常用缩写】

见表 7-1。

表 7-1 Goldmann 眼压计测量结果记录常用缩写

英文缩写	英文全称	中文
IOP	intraocular pressure	眼内压
Ta	applanation tonometry	压平式眼压测量
NCT	non contact tonometry	非接触式眼压测量
am		上午
pm		下午

【记录示例】

IOP（Ta/NCT） OD 12mmHg OS 14mmHg @ 2：00pm

【正常值】

10~21mmHg

双眼差别小于 5mmHg

昼夜差别小于 8mmHg

（邓如芝）

笔记

附:眼压检查记录单

姓名:___________ 学号:___________ 班级:___________ 日期:___________

被检者姓名:______________

表面麻醉药物:___________

使用表麻药和荧光素后,测压棱镜接触角膜,在裂隙灯目镜里观察到的上、下两个半环形荧光素环形态(作图)。

OD　　　　　　　　　　　　　　　　OS

如果上下两环不在视野中心,进行调整,调整后两环的形态(作图)。

OD　　　　　　　　　　　　　　　　OS

如上下两环在视野中心,此时可从目镜里观察到上下两个半圆形荧光素环的相切情况(作图)。

OD　　　　　　　　　　　　　　　　OS

调整 Goldmann 眼压计的压力调整旋钮,使上下两个荧光素环的内侧刚好相切(作图),并读取压力值。

OD　　　　　　　　　　　　　　　　OS

Goldmann 眼压计(Ta)

OD_________

@_____am/pm

OS_________

检查者_______________

检查日期_____________

实训八

房角检查

裂隙灯显微镜配合部分房角镜可以进一步了解房角和眼底的细微结构以及病变，房角的宽窄对临床诊断和治疗有重要的价值。临床上基本上都采用反射型房角镜，借助裂隙灯显微镜照明放大作用，清晰显示房角结构。

【目的】

检查评估虹膜角膜角开放情况。

【适应证】

1. Van Herick 法评估周边房角时小于 1/4：1 者，散瞳之前需要检查房角情况。
2. 青光眼诊断及分型。
3. 眼外伤后稳定期，排除房角后退。

【准备】

1. **仪器和材料** 裂隙灯显微镜、Goldmann 三面镜或四面型房角镜（图 8-1，下文以三面镜为例）、眼科表面麻醉药物（盐酸丙美卡因滴眼液）、房角镜润滑剂（如纤维素类人工泪液）、0.9% 生理盐水冲洗液、纸巾。

2. **环境** 调整检查室内照明至昏暗照明。

3. **人员** 两人一组，其中一人作为被检者，另一人作为检查者，检查结束后互换身份。

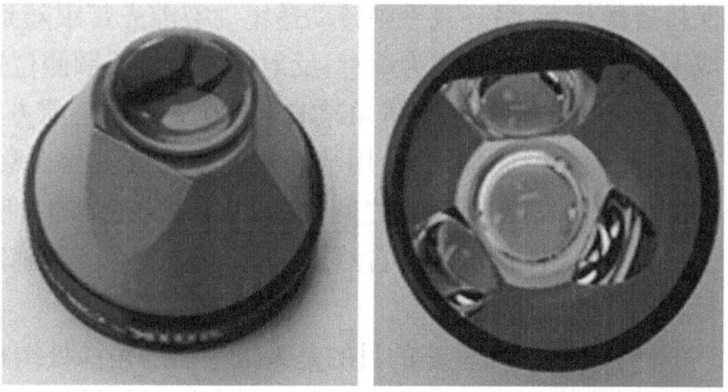

图 8-1 Goldmann 三面镜侧面及正面图

【检查前准备】

1. 向被检者说明检查的目的和注意事项。
2. 检查者清洗消毒双手，用眼科表面麻醉药物如盐酸丙美卡因滴眼液 1~2 滴点眼作表面麻醉。

【步骤方法】

1. 被测者坐于裂隙灯前，调整下颌托至合适高度。嘱其在检查过程中头部贴紧额托，不要随意向后撤出。调整裂隙灯至合适高度，调整瞳距，裂隙光带中等宽度（2~3mm）。

笔记

2. 使用肥皂水或洗手液清洁消毒房角镜，用无屑纸巾擦干后，正面朝下放置在干净纸巾上。向三面镜内挤入 2~3 滴人工泪液作为润滑剂，操作过程应避免气泡形成。

3. 房角镜放入

（1）操作者用优势手握持房角镜，保持正面朝下，可稍作倾斜，同时三面镜的房角镜面应保持在上方，使得置入之后即可观察到其对面下方房角（通常下方房角最容易观察）。

（2）令被检者向下注视，检查者使用另一只手的示指或中指提拉其上睑，再令被检者向上注视，用拇指向下拉开下睑，充分暴露其睑裂。嘱被检者保持向上注视，将房角镜下缘放置于其下睑结膜囊，并轻触角膜，逐渐扶正放入房角镜。指导被检者缓慢下转眼睛至正前注视眼位，再轻轻松开其上下眼睑（图 8-2）。

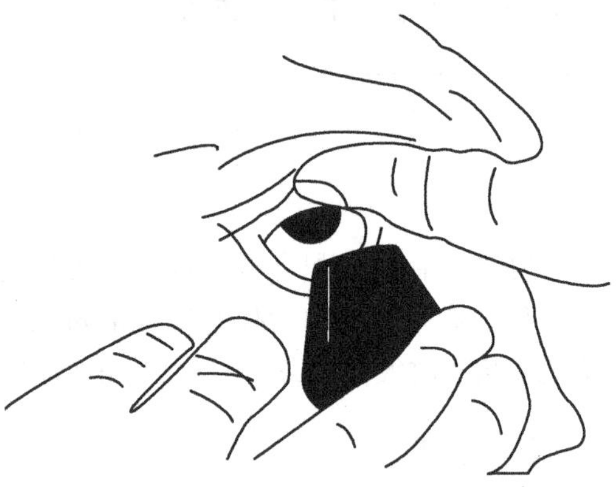
图 8-2 房角镜放入

4. 房角结构观察

（1）检查者一手控制和转动前房角镜（图 8-3），另一手调整裂隙灯操纵杆和裂隙光束使其聚焦在反射镜面上。首先转动前房角镜使其反射镜（三面镜中一个半圆形倾斜的“指甲盖”样反射镜）位于 12 点钟位置以观察下方 6 点钟方位房角，下方房角通常都是开放的，并且颜色最深，所以很容易辨认房角结构。

（2）将裂隙光带置于房角反射镜上，并前后移动显微镜使其清晰聚焦于房角结构上，调焦完毕后增大裂隙宽度或增加放大率来进一步观察。如果反射镜或透镜表面有反射光干扰观察，可以通过微调照明臂来消除（5°~10°）。

（3）将前房角镜顺时针多次旋转，依次完成全周房角检查。转动时，一只手固定透镜并保持接触状态，另一只手则转动透镜。裂隙光带跟随到反射镜的相应位置上，即反射镜在上或下的位置时，光带应为垂直；反射镜在鼻侧或颞侧位置时，光带应为水平。

（4）首先行静态下房角检查，让被检者向正前方注视（第一眼位），房角镜位于角膜中央，避免倾斜及施加压力，用窄而短的小光束进行观察静态下前房角入口的宽度（角膜 - 小梁网与周边 1/3 虹膜表面之间两条假想切线夹角的角度）、周边虹膜形态、周边虹膜隆起的水平，可以真实评价房角的自然宽窄度（静态分级）和确定房角是否存在闭合。如为窄角应进行动态下的房角检查。

（5）动态房角检查的目的是人为增加房角深处结构（房角隐窝和虹膜根部附着处）的可见度，确定静态检查下发现的房角闭合是同位接触还是粘连性闭合。检查方法是通过改变注视眼位，即嘱被检眼向反射镜方向注视，便可观察到反射镜对侧的房角结构，以便了解虹膜根部真正的附着位置和睫状体带宽度（房角的深度）；虹膜周边前粘连的形态、位置、部位与范围；房角结构的其他异常细微变化等。

5. 房角镜取出　嘱被检者眼睛上转，检查者一手持房角镜，用另一手的拇指或示指紧贴房角镜下缘，轻压下方的巩膜，打破房角镜和角膜之间的吸附之后，方可取出。切勿直接拽出（图 8-4）。

6. 生理盐水冲洗被检眼结膜囊。

【房角结构的观察】

笔记

如图 8-5、图 8-6 所示，Goldmann 有 4 个镜面，中央部圆形的用于观察眼底后极部，梯形的镜面用于观察赤道部到中周边部的视网膜，长方形的镜面用于观察远周边部视网膜，只有

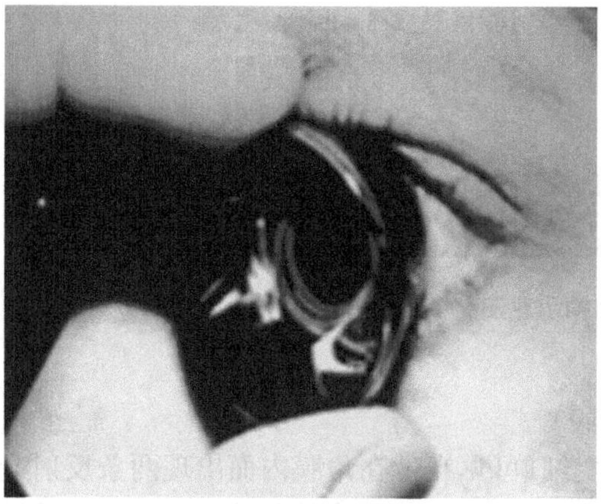

图 8-3　房角镜持拿

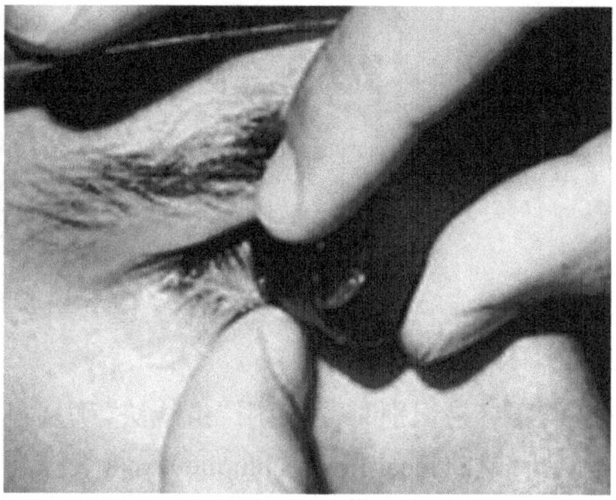

图 8-4　房角镜取出

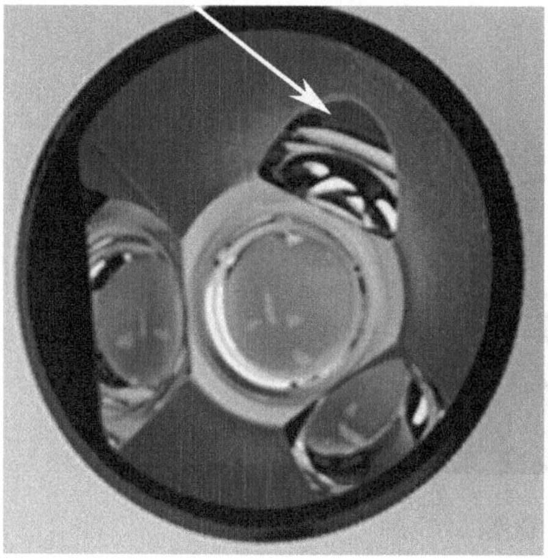

图 8-5　三面镜的房角镜面(箭头所指)

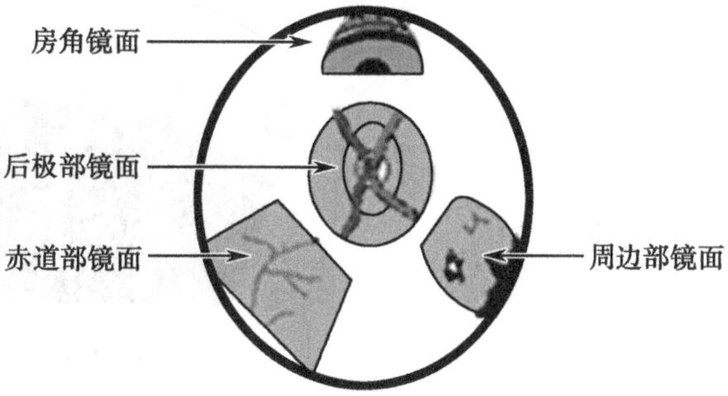

图 8-6　三面镜各镜面用途

"指甲"形的为观察房角结构使用镜面。因此,检查过程中要旋转三面镜来检查各个部位的房角结构。被检部位位于房角镜面的对侧,如果要检查鼻侧房角,则要将房角镜面转至颞侧,以此类推。

房角的解剖结构从后往前分别为:睫状体带(CBB),巩膜突(SS),小梁网(TM),Schwalbe线(SL)。观察房角结构时可从虹膜开始,由此向虹膜周边部延伸,找到较之颜色更深的睫状体带,再辨认颜色稍深的小梁网,然后是两者之间颜色较浅的巩膜突,最后是最靠前方的Schwalbe线(图 8-7,图 8-8)。通常,睫状体带为四者之中颜色最深的结构,其次为小梁网,再次为 Schwalbe 线。巩膜突颜色最浅,为一浅白色细线,把颜色较深的小梁网和睫状体带分隔开。有时 Schwalbe 线可有明显的色素沉着,不要将其误认为小梁网。当 Schwalbe 线颜色

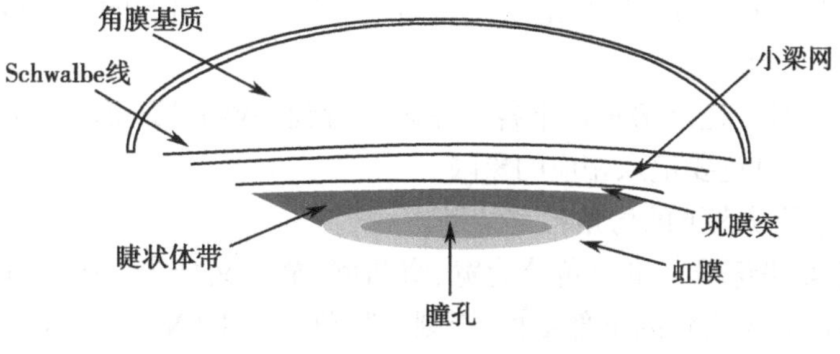

图 8-7　通过房角镜所见的房角

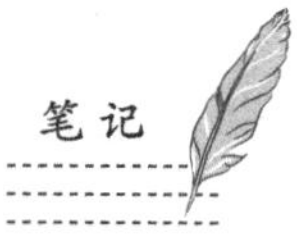

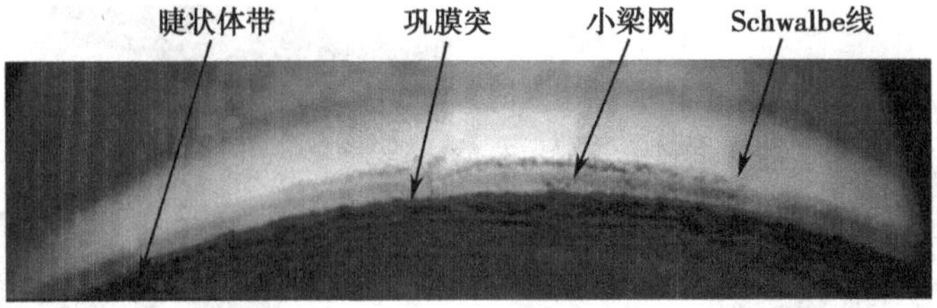

图 8-8 房角结构示意图

较浅，不容易识别时，可使用“折线法”确认（图 8-9）。

折线法（focal line technique）是将裂隙光带变细，可见光带在角膜内面出现两条反射光带，这两条反射光带相交处即为 Schwalbe 线所在位置。Schwalbe 线是分隔角膜和巩膜的界线，其中一条反射光带由角膜外表面和巩膜之间的界面形成，另一条光带由角膜内表面形成（图 8-10）。

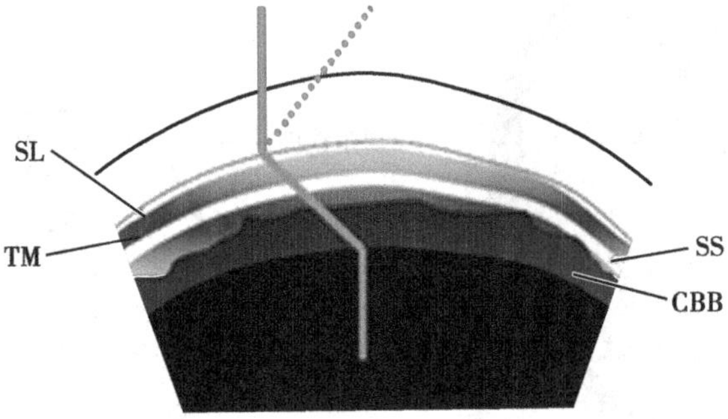

图 8-9 “折线法”示意图

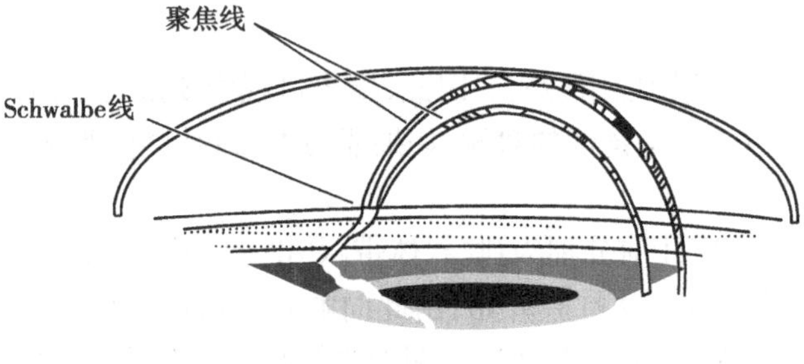

图 8-10 折线法确认 Schwalbe 线

【房角检查结果记录】

房角镜的检查结果一般这样来记录。先画一个“×”，隔出的四个区域分别代表房角的上、下、颞侧、鼻侧四个象限。

1. **原始结果记录** 记录房角镜下各个象限能看到的最靠后的结构，异常或不寻常的变化（色素，虹膜活动等）也要记入相应的象限。

如为窄角应记录动态下的房角检查结果。

2. Scheie **分类法记录** 将房角分为宽、窄两型，窄角又分为 4 级。宽角（W）为眼球处于原位（静态）时能看见房角的全部结构，否则为窄角。窄Ⅰ（N1）为静态下能看到部分睫状体带；窄Ⅱ（N2）为静态下能看到巩膜突；窄Ⅲ（N3）为静态下只能看到前部小梁；窄Ⅳ（N4）

笔记

为静态下只能看到 Schwalbe 线。房角结构常用缩写见表 8-1。

表 8-1　房角结构常用缩写、英文全称及中文

英文缩写	英文全称	中文
CBB	ciliary body band	睫状体带
SS	scleral spur	巩膜突
TM	trabecular meshwork	小梁网
SL	Schwalbe's line	Schwalbe 线

动态下在改变眼球位置或施加少许压力时可判断房角的开闭，若可见后部小梁则为房角开放，否则为房角关闭。

【记录示例】

见图 8-11。

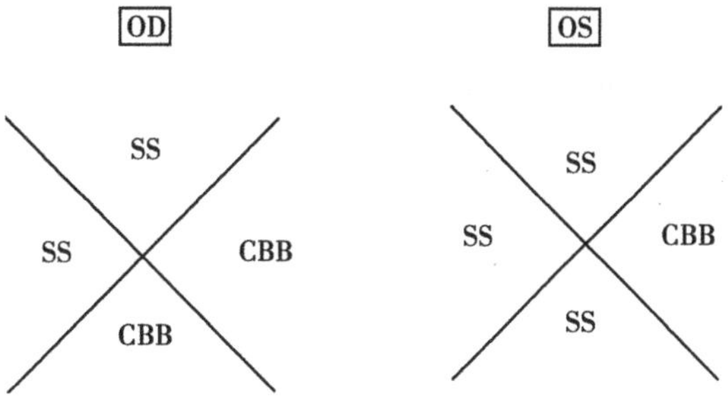

图 8-11　房角检查结果记录图（静态下）

（邓如芝）

附:房角检查记录单

姓名:____________ 学号:____________ 班级:____________ 日期:____________

被检者姓名:________________

表麻药:____________________

润滑剂:____________________

OD　房角:

排除房角检查禁忌证/相对禁忌证(若出现以下体征请打钩):

☐ 角膜上皮缺损　☐ 严重的角结膜炎(注明类型________)

☐ 角膜外伤　☐ 前房积血　☐ 眼球贯通伤

其他:____

裂隙灯下前房情况:中央前房______CT,周边前房______CT

房角镜下房角情况:　OD

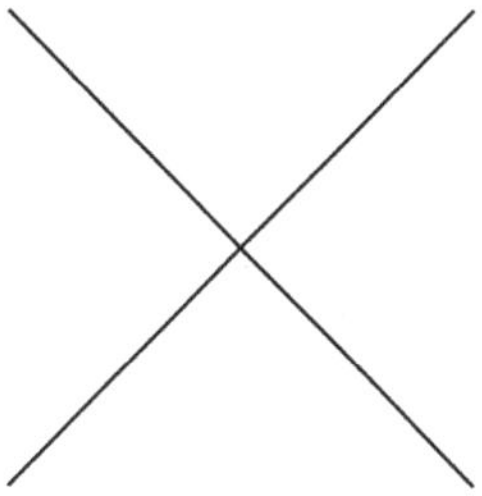

房角检查后角膜情况:__________________________________

OS　房角:

排除房角检查禁忌证/相对禁忌证(若出现以下体征请打钩):

☐ 角膜上皮缺损　☐ 严重的角结膜炎(注明类型)

☐ 角膜外伤　☐ 前房积血　☐ 眼球贯通伤

其他:____

裂隙灯下前房情况:中央前房 ____CT,周边前房 ____CT

房角镜下房角情况:　OS

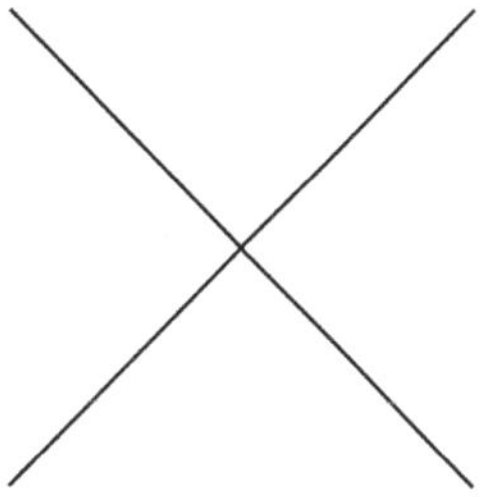

房角检查后角膜情况:__________________________________

实训九

直接检眼镜检查

直接检眼镜的检查可以在小瞳状态下进行，也可以在散瞳状态下检查细微结构，多用于小瞳状态下的常规眼底检查，简便快捷，易于掌握。

【目的】

检查评估眼后段及眼底健康状况。

【准备】

1. **仪器和材料** 直接检眼镜（图 9-1）、远距视标、高级眼视觉功能模型（图 9-2）、散瞳药物（1% 托吡卡胺或 2.5% 去氧肾上腺素或托吡卡胺复方散瞳制剂）。

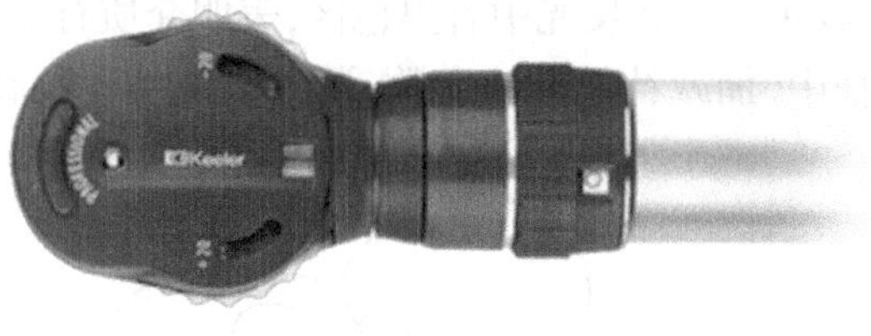

图 9-1 Keeler 直接检眼镜图

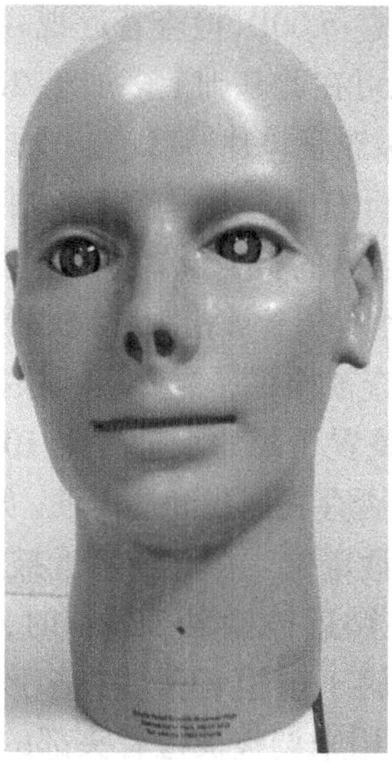

图 9-2 高级眼视觉功能模型

2. **环境** 直接检眼镜检查要求检查室内为相对暗室。
3. **人员** 两人一组，其中一人作为被检者，另一人作为检查者，检查结束后互换身份。

一、直接检眼镜检查正常眼底

这里以散瞳状态下检查为例，阐述检查前准备、检查方法步骤和记录方式。

笔 记

【检查前准备】

1. 散瞳 对被检者先进行裂隙灯下眼前段检查，用 Van Herick 法评估其周边房角，当周边房角大于 1/4 CT 且眼压正常时，才可对其进行散瞳。对被检者予以散瞳说明，告知散瞳的目的、散瞳后可能出现的视近模糊、畏光、眼部烧灼感、口干，并排除哮喘、慢性阻塞性肺病、心率异常、甲亢、妊娠等全身系统性疾病或状况。常用短效散瞳药物（如 1% 托吡卡胺或 2.5% 去氧肾上腺素或托吡卡胺复方散瞳制剂）的效果始于滴入后 30min 左右，持续约 5h，一般不超过 10h。滴入散瞳药物后，嘱被检者轻轻压迫内眦部，以减少药物的全身吸收。

2. 向被检者说明本次检查的目的，告知检查时需要贴近其面部，距离 2~3cm。

3. 调整被检者座椅高度，使被检眼高度略低于检查者眼睛水平。

4. 指导被检者取下眼镜，检查者可戴镜，亦可取下眼镜。

【方法和步骤】

1. 指导被检者注视正前方远距视标，视线略高于水平线。

2. 照明选择 通常检眼镜内置有不同的滤光片，检查者可以根据需要在常规黄色光源、绿色光、裂隙光、同心圆网格之间切换。直接检眼镜的照明亮度相对于间接检眼镜暗，被检者易于接受，但仍应当在不影响检查的前提下，尽可能降低照明亮度，减少被检眼的不适，同时可避免强光所致的瞳孔急剧缩小。

3. 补偿透镜的选择 初始屈光补偿镜片选择的原则是能够使之“中和”被检者和检查者两眼的屈光不正。通常红色数字标记的为负镜片，绿色或黑色标记的为正镜片。例如，被检眼为近视 -5.00D，检查者近视 -3.00D，双方裸眼条件下的补偿透镜应选择 -8.00D 的负度数镜片，也可在此基础上多加 1~2D 的负度数镜片，以补偿调节引起的近视性屈光改变。若检查者配戴矫正镜片，则仅需考虑被检眼的屈光状态。

4. 进行右眼检查 检查者站于被检者右侧，使用右手握持检眼镜，置于右眼前。将检眼镜靠在自己的脸上或者眼镜上找到支撑位置，用右手的示指转动度数转轮。检查者视线的初始位置应位于被检眼视线颞侧约 15°，以便寻找观察视盘。

5. 检查被检眼屈光介质 根据被检者和检查者的屈光状态调整补偿透镜，检查者手持直接检眼镜置于眼前距被检眼 10~15cm 处，聚焦于被检眼瞳孔位置，观察来自其眼底的反光，评估是否存在屈光介质浑浊。如果看到橘红色的眼底反光中有黑色区，表明介质有浑浊。

6. 视盘定位 在逐渐接近被检眼的过程中，加减补偿透镜度数，调整至被检眼眼底清晰聚焦，在贴近被检眼 2~3cm 时，检查者将另一只手放于被检者额头，垫于检眼镜之下，同时可用来调整被检者头部的位置和角度（图 9-3）。当检眼镜的位置和被检者的视轴呈 15°，应该能看到视盘的位置。也可沿着眼底血管走行寻找到视盘，并注意指导被检者调整注视方向。

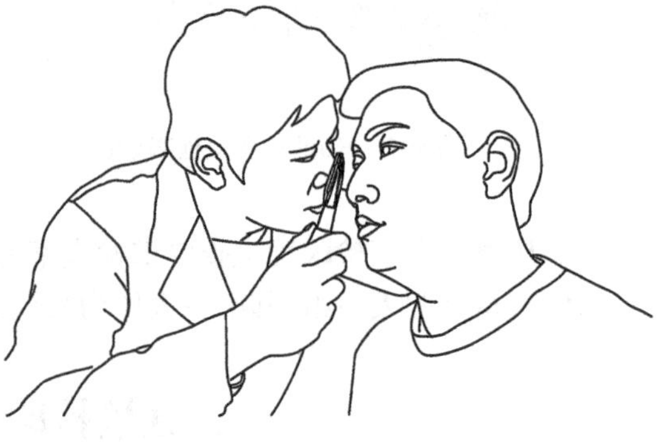

图 9-3 直接检眼镜检查示意图

7. 视盘检查 定位视盘后，仔细检查视盘的大小（可用检眼镜的照明光斑大小作为参照物），然后评估视盘的边界是否清晰，视盘旁有无弧形斑存在，如果存在弧形斑进一步确定其性质。然后评估视杯位置、大小、坡度及深度。在评估视盘边缘的时候，可根据其附近血管的走行来判断视杯的坡度和形态，以及杯底的筛板是否可见。最后评估视杯和视

笔记

盘大小之比（C/D ratio）以及盘沿形态。

8. 血管形态检查　检查视盘邻近的区域大血管走行有无异常，有无有髓鞘神经纤维、玻璃膜疣、新生血管以及出血等。从视盘顺着血管向上方、鼻侧、下方和颞侧移动，观察眼底周边部的特点，检查时指导被检者分别看上方、鼻侧、下方和颞侧。评价血管时，必须仔细观察动静脉交叉和动静脉比；评价视网膜的背景形态时，注意颜色和色素层是否均匀。

9. 黄斑检查　检查者可接近被检眼视线方向，寻找黄斑，或嘱被检者注视灯光的边缘，由于光照的刺激及瞳孔的近反应，这种方法可能会导致瞳孔缩小。检查评估黄斑的形态、色素分布、中心凹反光以及有无渗出等。注意避免来自被检眼的角膜反光。

10. 检查左眼　检查者用左手拿检眼镜并用左眼检查被检者的左眼，重复 2~9 步。

11. 记录并双眼对比　眼底检查要注意双眼对比。

二、直接检眼镜检查病变眼底

将病变眼底照片（文末彩图 9-4）插入高级眼视觉功能模型的眼底部，并将其摆放于合适的位置，使其高度略低于检查者眼睛水平。检查方法及检查步骤与以上正常眼底部分相同。

三、记录常用缩写

见表 9-1。

表 9-1　直接检眼镜检查记录常用缩写

英文缩写	英文全称	中文
C/D ratio（H/V）	cup/disc ratio（horizontal/vertical）	杯盘比（水平和垂直方向）
A/V ratio	artery/vein ratio	动静脉比例

眼底检查结果应按照屈光介质、视盘、视盘边界、颜色、杯盘比（垂直和水平方向）、血管形态、黄斑、眼底背景形态这一顺序进行描述记录。

对青光眼或疑似者应详细描述其盘沿组织，并画图记录（图 9-5）。

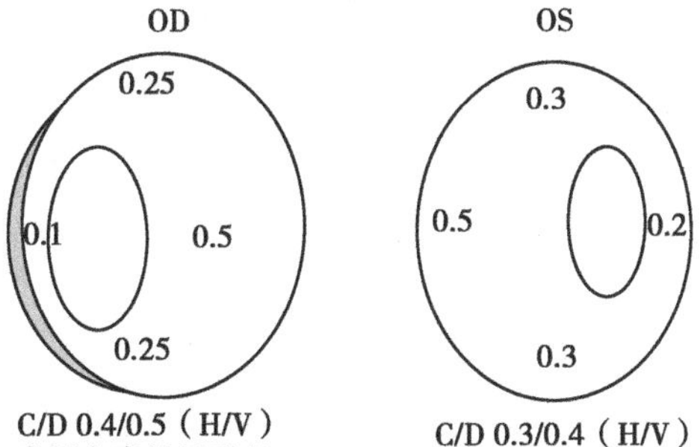

图 9-5　眼底检查视盘记录图

四、记 录 示 例

正常眼底描述：双眼视盘边界清色可，C/D 值 0.3/0.4（H/V），血管走行可，A/V 值 2/3，黄

笔记

斑中心凹反光(+),视网膜平伏。

眼底检查表格记录:

OD	眼底检查	OS
浑浊	屈光介质	尚清
0.5(H/V)	C/D ratio(H/V)	0.5/0.4(H/V)
颞侧边界不清	视盘边界	界清
正常	盘沿组织	正常
A/V ratio 2/3	血管形态	A/V ratio 2/3
色素紊乱,中心凹反光(-)	黄斑	清,中心凹反光(+)
豹纹状眼底	背景形态	豹纹状眼底

(林 娜)

笔记

附:直接检眼镜检查记录单

姓名:__________ 学号:__________ 班级:__________ 日期:__________

(一)直接检眼镜检查正常眼底

被检者姓名:__________ 散瞳前瞳孔:__________

散瞳剂:__________ ( )眼 ____ 滴,间隔 ____ 分钟;

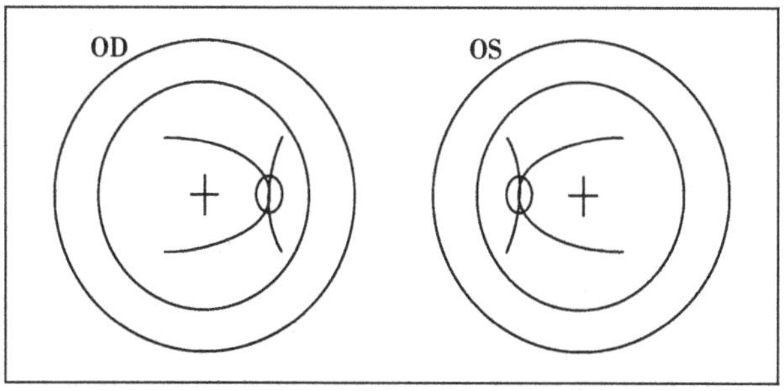

OD	眼底检查	OS
	屈光介质	
	C/D ratio H/V	
	视盘边界	
	盘沿组织	
	血管形态	
	黄斑	
	背景形态	

(二)直接检眼镜检查病变眼底

病变眼底照片编号 OD:__________ OS:__________

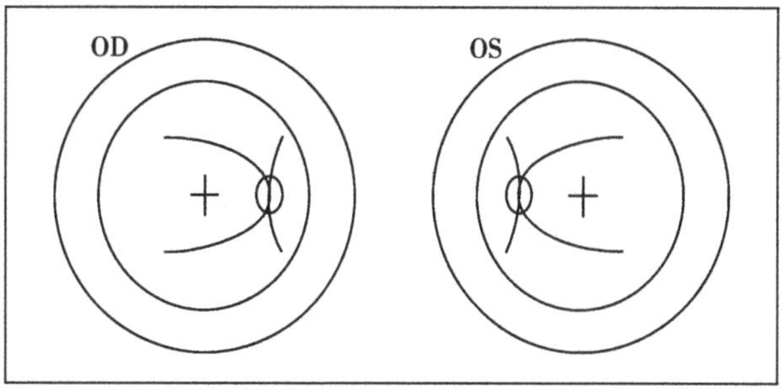

OD	眼底检查	OS
	屈光介质	
	C/D ratio H/V	
	视盘边界	
	盘沿组织	
	血管形态	
	黄斑	
	背景形态	

实训十

双目间接检眼镜检查

双目间接检眼镜(binocular indirect ophthalmoscope，BIO)检查需要在较大的瞳孔下进行，通过检查能观察到眼底的全景，对于眼底观察更具有全面性，在眼底病变的诊断中意义重大。

【目的】

检查评估眼底特别是周边部视网膜状况。

【准备】

1. **仪器和材料** 双目间接检眼镜(图 10-1)、一系列不同屈光力的间接前置镜(图 10-2)、散瞳药物(1% 托吡卡胺或 2.5% 去氧肾上腺素或托吡卡胺复方散瞳制剂)。

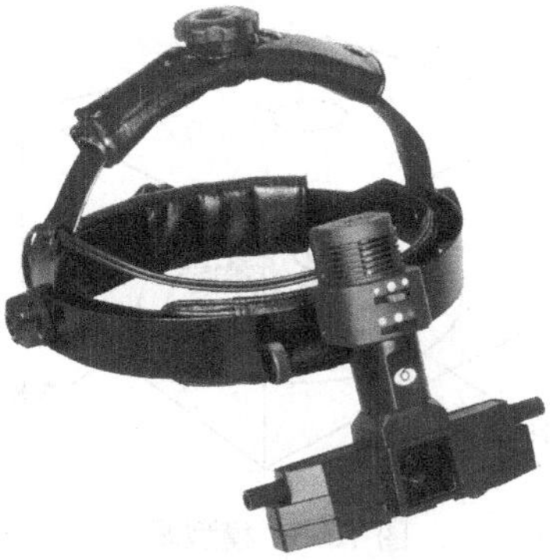

图 10-1 双目间接检眼镜

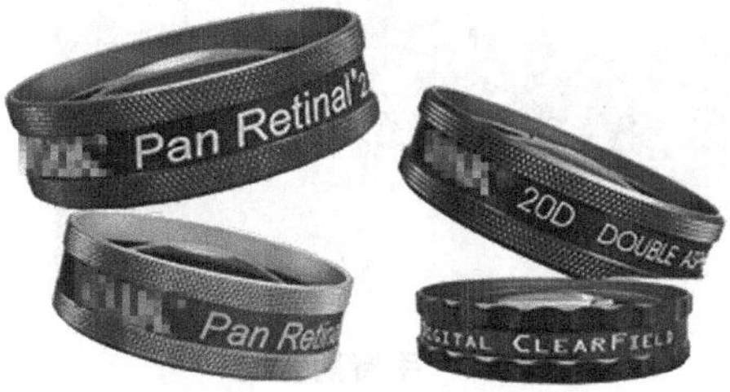

图 10-2 系列间接前置镜

2. **环境** 双目间接检眼镜检查要求检查室内为相对暗室。
3. **人员** 两人一组，其中一人作为被检者，另一人作为检查者，检查结束后互换身份。

一、双目间接检眼镜检查模型眼眼底

不同类型的前置镜具有不同的特点和用途，根据临床检查的需要和使用者的习惯来选择合适的类型。这里以临床检查最常用的为 20D 间接前置镜为例，阐述检查前准备、检查方法步骤和记录方式。

【检查前准备】

调整模型眼高度与检查者腰部持平，面部朝向检查者。

笔记

【方法和步骤】

1. **调整配戴双目间接检眼镜** 打开 BIO 电源开关，调整光源至合适亮度，光斑至合适大小，然后头部戴上 BIO，固定稳定后调整 BIO 双眼瞳距。调整瞳距的方法是：以正前方 50cm 处的一物体作为目标（常用检查者自己的拇指），调整照明光源和 BIO 目镜同时位于检查者双眼正前方。最后上下调整照明光斑，位于检查者视野的中上 2/3 部。

2. **手持前置镜** 检查者用一手拇指和示指持镜，其余三指固定于被检眼眶缘（图 10-3）。先把前置镜放在距检查者一臂距离的位置，和被检眼距离大约为 2cm。调整前置镜的位置，使通过其的光线正好在被检眼的瞳孔中央。应注意使前置镜有银色标记的一面朝向被检眼。前置镜有时需要轻微的倾斜以避开反光的镜面。同时调整前置镜，使其前后表面的反光尽量保持在一条直线上（图 10-4，图 10-5）。

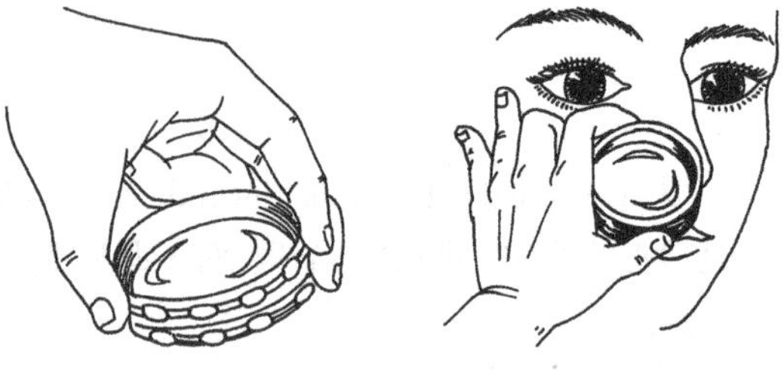

图 10-3 前置镜持拿方法示意

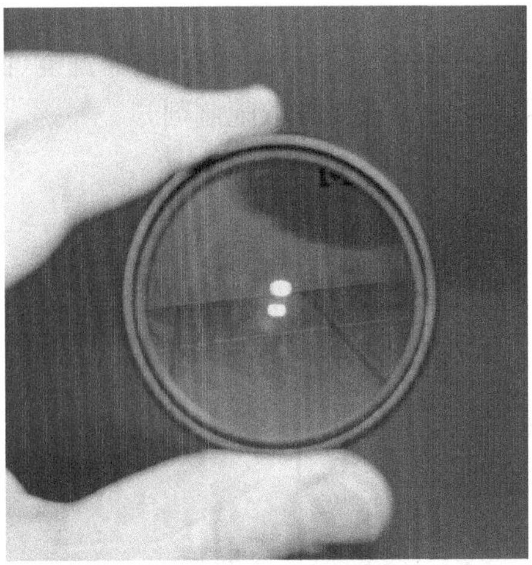

图 10-4 手持前置镜

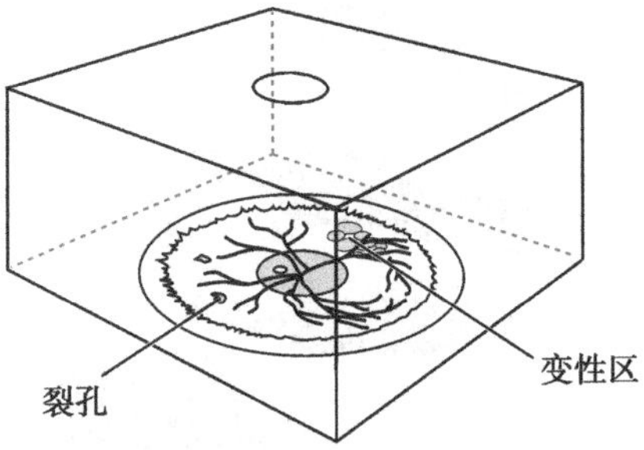

图 10-5 模型眼

3. **眼底检查** 向上拉高前置镜远离被检眼，逐渐至其工作距离，即可看到清晰的眼底图像充满整个前置镜。被检眼、前置镜及检查者头的固定不动，当看到视盘及黄斑时再将前置镜向检查者方向移动，在被检眼前 5cm 处可清晰见到视盘及黄斑部的立体倒像。BIO 眼底检查有 9 个眼位：正上方、颞上方、鼻上方、颞侧、鼻侧、颞下方、鼻下方、正下方和后极部。在每一个方位上面，首先检查赤道部区域的网膜，然后再检查更周边的视网膜，最后降低照明亮度检查后极部（图 10-6）。

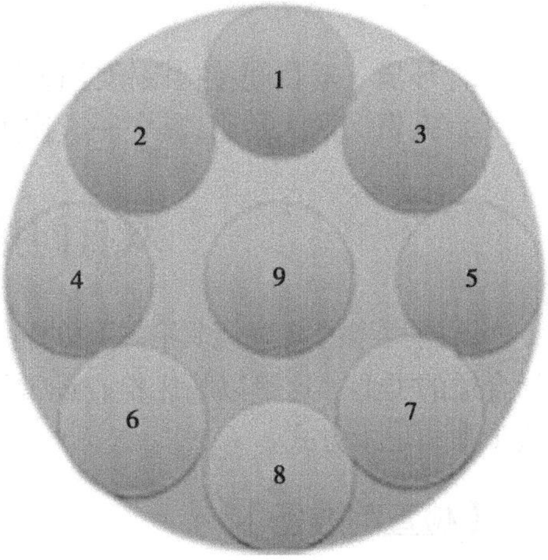

图 10-6 BIO 眼底检查常用眼位顺序图（以右眼为例）

4. **记录**

需要注意的是为了检查整个眼底，必须同时移动前置镜和检查者来观察不同方位的视网膜。

笔记

移动时一定要保持检查者的视轴和目镜、前置镜、模型眼的瞳孔和要观察到的眼底在一条线上。这条直线要像杠杆一样随着被检查者的瞳孔为支点而移动，检查者的头部必须随之运动，以保持视轴和前置镜平面垂直，同时保持前置镜在一臂距离的位置以及和眼睛距离4~5cm的位置。

【记录方法】

1. 建立所见与所记录的“倒像”关系。通过20D的前置镜看到的图像是倒像（上下、左右全倒）。描述病灶的时候应该是真实的眼底位置，而不是看到的位置。

2. 记录看到的眼底病灶大小和位置。以视盘的直径大小（disc diameter，DD）表示。可以把看到的病灶画出来。病灶的位置可以用时钟的小时记录位置（如1点钟位）以及和眼底一些解剖标志的距离（用DD表示）。通过20D的前置镜看到的眼底区域相当于8个视盘直径大小，而通过直接检眼镜看到的眼底区域相当于2个视盘直径大小（图10-7）。

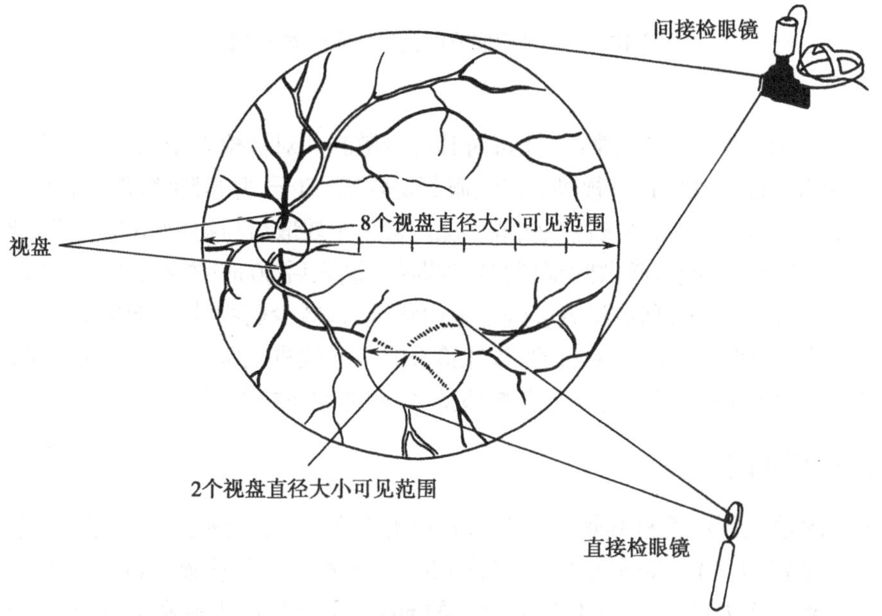

图10-7　间接检眼镜和直接检眼镜可见眼底的大小

3. 记录视网膜的阴性体征。比如视网膜正常、无孔、无撕裂、无缺损、无网脱（peripheral retina WNL，no holes，tears，lesions，or detachments）。标准眼底分区图和眼底分界如图10-8所示。

【记录举例】

模型眼1　1：00位，在涡静脉前2DD视盘直径距离的位置上可见格子样变性区。无孔、无撕裂、无网脱。

模型眼2　4：30位的赤道部可见一2DD大小的圆形视网膜裂孔，无撕裂、无网脱。

二、双目间接检眼镜检查真实眼眼底

【检查前准备】

1. 散瞳　对被检者先进行裂隙灯下眼前段检查，用Van Herick法评估其周边房角，当

笔记

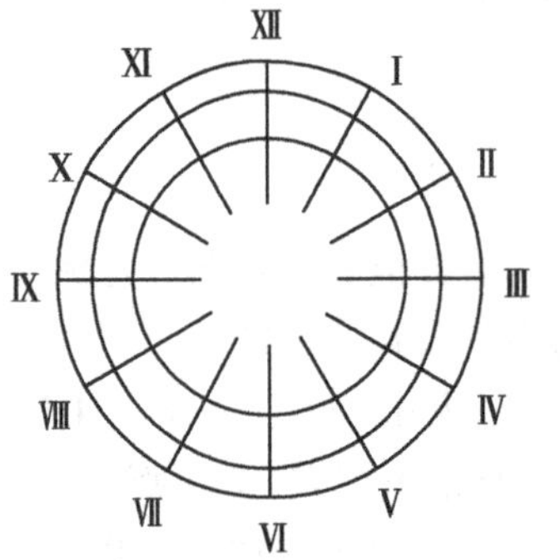

标准眼底分区图
三个同心圆代表赤道部、锯齿缘和睫状体平部中间连线。十二条放射线符合按时钟方位的子午线

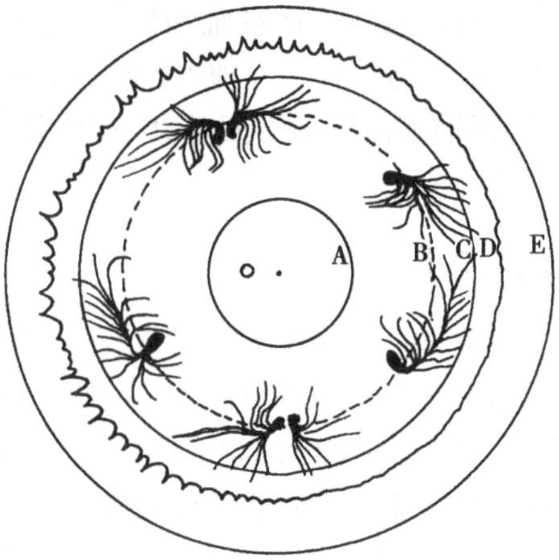

眼底分界示意图
A. 后部眼底,黄斑至赤道中间连线 B. 赤道
C. 赤道至锯齿缘中间连线 D. 锯齿缘
E. 睫状体平部中线

图 10-8 标准眼底分区图和眼底分界示意图

周边房角大于 1/4 CT 且眼压正常时,才可对其进行散瞳。对被检者予以散瞳说明,告知散瞳的目的、散瞳后可能出现的视近模糊、畏光、眼部烧灼感、口干,并排除哮喘、慢性阻塞性肺病、心率异常、甲亢、妊娠等全身系统性疾病或状况。常用短效散瞳药物(如 1% 托吡卡胺或 2.5% 去氧肾上腺素或复方托吡卡胺散瞳制剂)的效果始于滴入后 30min 左右,持续约 5h,一般不超过 10h。滴入散瞳药物后,嘱被检者轻轻压迫内眦部,以减少药物的全身吸收。

2. 向被检者说明本次检查的目的,告知检查时有光线进入眼内,可能引起眼部不适。

3. 指导被检者坐位,高度与检查者腰部持平,面部朝向检查者。

【方法和步骤】

1. **调整配戴双目间接检眼镜** 打开 BIO 电源开关,调整光源至合适亮度,光斑至合适大小,然后头部戴上 BIO,固定稳定后调整 BIO 双眼瞳距。调整瞳距的方法是:以正前方 50cm 处的一物体作为目标(常用检查者自己的拇指),调整照明光源和 BIO 目镜同时位于检查者双眼正前方。最后上下调整照明光斑,位于检查者视野的中上 2/3 部。

2. **前置镜持镜方法** 检查者用左手拇指和示指持镜,其余三指固定于被检者右眼眶缘。应注意使前置镜有银色标记的一面朝向被检眼。

3. **检查右眼屈光介质** 检查者头部距被检者 50cm 左右,通过 BIO 目镜观察右眼,了解其瞳孔散大及屈光介质情况(图 10-9)。前置镜以 20D 为例,其工作距离应在 5cm 左右。手持前置镜固定放置于右眼前方 2~3cm 处,然后此时可通过前置镜观察到放大的右眼和被欠清晰的眼底图像所充满的瞳孔(图 10-10)。聚焦于右眼瞳孔位置,观察来自其眼底的反光,评估是否存在屈光介质混浊,如果看到橘红色的眼底反光中有黑色区,表明介质有混浊。

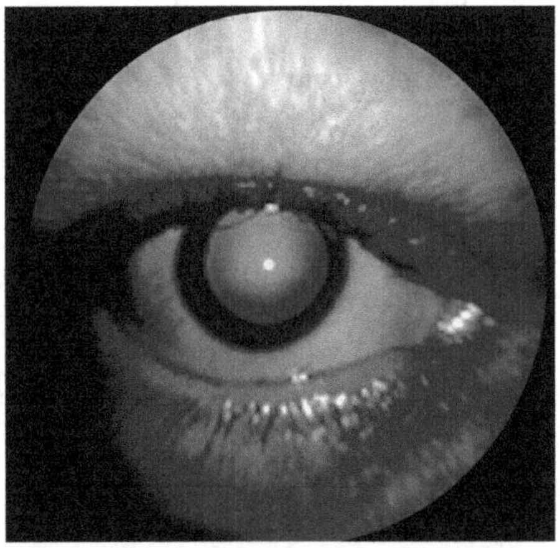

图 10-9 观察瞳孔散大及屈光介质

4. **眼底检查** 向上拉高手持前置镜远离右眼,逐渐至其工作距离,即可看到清晰的眼底图像

笔记

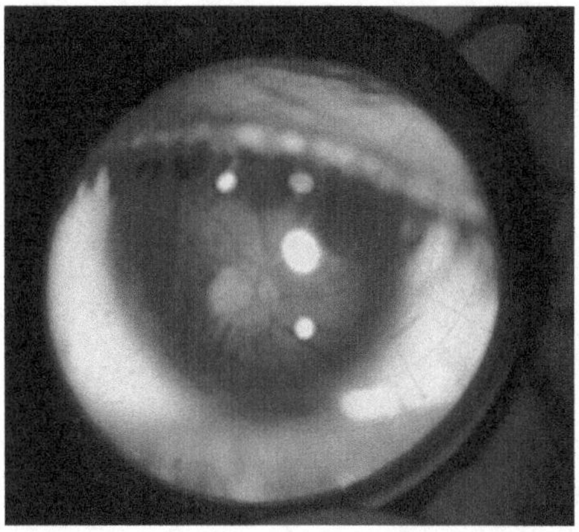

图 10-10　放大的被检眼和被欠清晰的眼底图像所充满的瞳孔

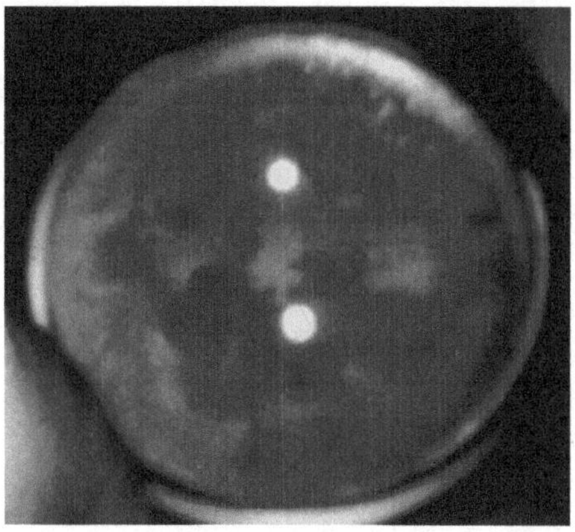

图 10-11　清晰的眼底图像充满整个前置镜

充满整个前置镜(图 10-11)。右眼、前置镜及检查者头固定不动,当看到视盘及黄斑时再将前置镜向检查者方向移动,在右眼前 5cm 处可清晰见到视盘及黄斑部的立体倒像。BIO 眼底检查有 9 个眼位:正上方、颞上方、鼻上方、颞侧、鼻侧、颞下方、鼻下方、正下方和后极部。通常以正上方视网膜部为第一检查部位,最后降低照明亮度检查后极部。BIO 眼内检查主要是筛查评估周边部视网膜状况,特别是有无裂孔、撕裂、视网膜脱离,有无周边视网膜变性,如异常色素沉着、串珠、囊肿、格子样变性等。

5. **前置镜及检查者头部的调整**　双目间接检眼镜检查过程中,重要的原则就是要使右眼、手持前置镜和检查者头戴的 BIO 保持同轴。可以通过根据手持前置镜的前后表面反射形成的 Purkinje 像来进行调整,以达到 2 个反光点接近重合(图 10-12)。如果反复调整手持前置镜仍不能被眼底图像充满,留有部分阴影时,检查者可以将头部向阴影部分所在的方向移动,即可消除残余阴影。

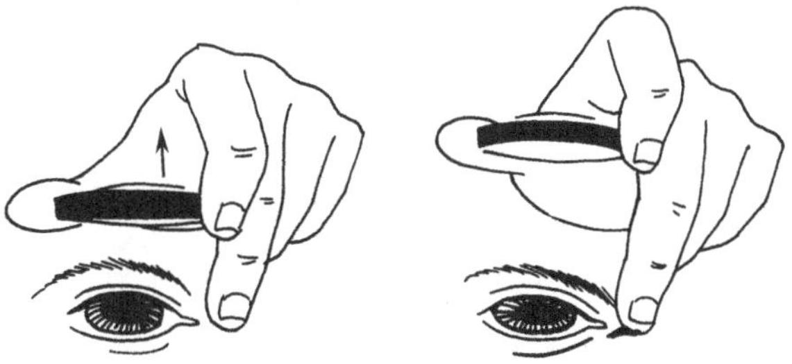

图 10-12　BIO 眼底检查方法:前置镜的调整

6. **检查左眼**　检查者用右手拿检眼镜检查被检者的左眼,重复 2~5 步。

7. **记录并双眼对比**　眼底检查要注意双眼对比。

需要注意的是使用 BIO 检查眼底时,被检者应面向检查者,被检眼转向待检视网膜部位所在方向,检查者则站立于待检视网膜部位的正对面。例如检查 12 点钟位置正上方视网膜部位,被检眼向上转,检查者站在被检眼下方的位置。同理,检查鼻侧视网膜时,被检眼转向鼻侧,检查者站在被检者外侧(颞侧)。

【记录】

BIO 眼底检查结果的记录内容和其他眼底检查的记录内容基本相同。与裂隙灯下前置镜检查获得的眼底图像一样,为倒立的实像,其上下、左右均颠倒。检查结果应记录实际的眼底图像,而不是前置镜里所显示的图像。

【记录示例】

见图 10-13。

笔记

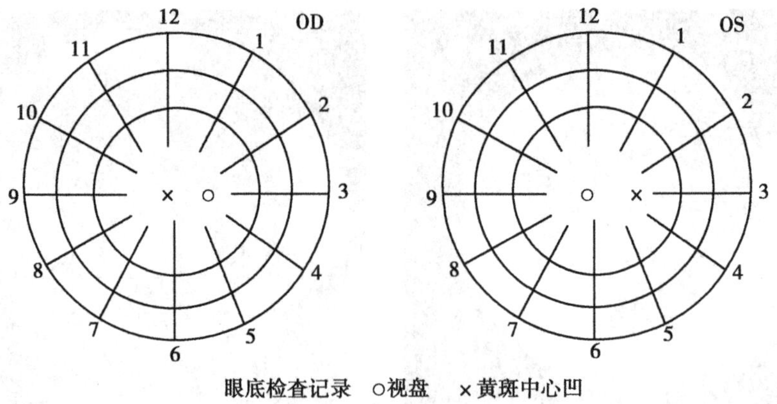

图 10-13 眼底检查记录

（林 娜）

笔记

附:间接检眼镜检查记录单

姓名:__________ 学号:__________ 班级:__________ 日期:__________

BIO 在模型盒内检查

1. 正确配戴和手持相关部件,学会调整光源和对焦。

2. 将已标识的眼底记录纸放在间接检眼镜人工模型眼盒子里面,学生分组在模型眼上观看,找到观测目标,熟悉“倒像”和“大小”的判断。初步要求能看到后极部的标识,进一步要求观察到周边部的标识。

3. 带教者设置眼底记录纸(任意画上模拟的三角、五角星、线条等不规则图形,可大小不一,放入模型眼的盒子中),学生使用 BIO 观察并画图记录(图 10-14,图 10-15)。

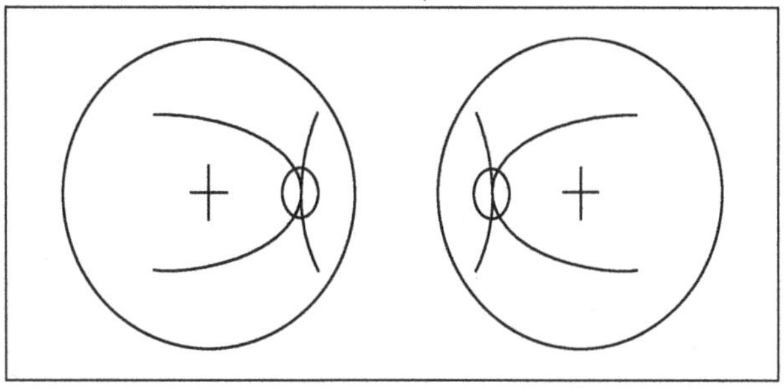

BIO 在人眼上进行检查

被检者姓名:__________ 散瞳前瞳孔:__________

散瞳剂:______________(　　)眼滴,间隔_____分钟

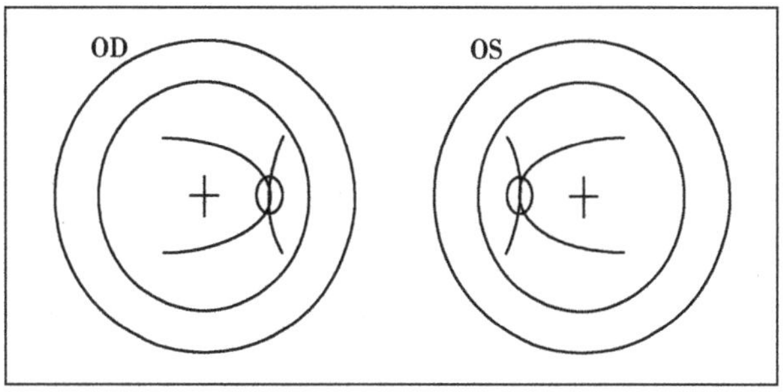

OD	眼底检查	OS
	屈光介质	
	C/D ratio H/V	
	视盘边界	
	盘沿组织	
	血管形态	
	黄斑	
	背景形态	

实训十一

裂隙灯下前置镜眼底检查

特殊的检查镜能增加裂隙灯对眼后段和眼底的检查范围，如运用前置镜，在散瞳状态下能检查眼底的情况。

【目的】

检查评估眼底后极部及中周边部视网膜健康状况。

【准备】

1. **仪器和材料准备** 裂隙灯前置镜（图 11-1）、裂隙灯显微镜、散瞳药物（1% 托吡卡胺或 2.5% 去氧肾上腺素或复方托吡卡胺散瞳制剂）。

2. **环境准备** 要求检查室内为相对暗室。

3. **人员准备** 两人一组，其中一人作为被检者，另一人作为检查者，检查结束后互换身份。

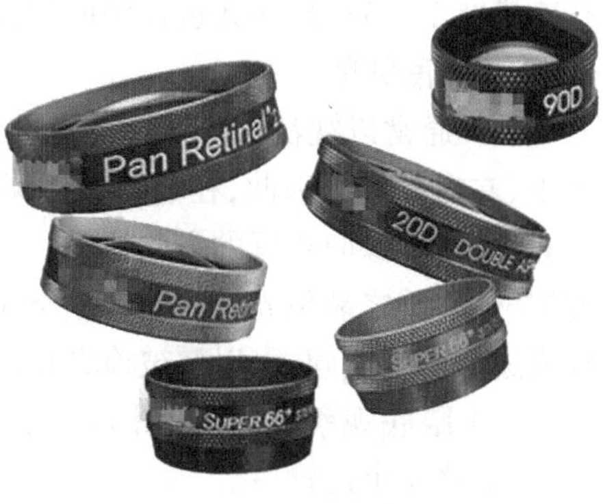

图 11-1 前置镜

前置镜双非球面的设计可以使检查者观察到清晰的眼底像。在使用过程中还可通过改变裂隙灯显微镜的倍率来改变放大倍率。不同类型的前置镜具有不同的特点和用途，应根据临床检查的需要和使用者的习惯来选择合适的类型。

【检查前准备】

1. 散瞳 对被检者先进行裂隙灯下眼前段检查，用 Van Herick 法评估其周边房角，当周边房角大于 1/4 CT 且眼压正常时，才可对其进行散瞳检查。对被检者予以散瞳说明，告知散瞳的目的、散瞳后可能出现的视近模糊、畏光、眼部烧灼感、口干，并排除哮喘、慢性阻塞性肺病、心率异常、甲亢、妊娠等全身系统性疾病或状况。常用短效散瞳药物（如 1% 托吡卡胺或 2.5% 去氧肾上腺素或复方托吡卡胺散瞳制剂）的效果始于滴入后 30min 左右，持续约 5h，一般不超过 10h。滴入散瞳药物后，嘱被检者轻轻压迫内眦部，以减少药物的全身吸收。

2. 向被检者说明本次检查的目的，告知检查时有光线进入眼内，可能引起眼部不适。

【方法和步骤】

1. 被检者端坐于裂隙灯前，调整裂隙灯及下颌托至合适高度。裂隙灯照明光源置于 0°位置，裂隙光带长度调整至瞳孔大小左右，宽度在 2~3mm，在能满足清晰观察的前提下，尽可能地降低照明亮度，以减少被检者因强光刺激引起的不适及视网膜光损伤。

2. 检查右眼时，检查者应左手持前置镜于被检者右眼前，右手操作裂隙灯。检查者多

笔记

采用示指和拇指持拿前置镜，剩余三指贴靠于裂隙灯额托或者被检者眉弓上，使前置镜得以稳定地放置于被检眼正前方工作距离处。对于睑裂较小者，可同时用中指和无名指撑开被检眼的眼睑。嘱被检者注视正前方稍偏外侧（颞侧）方向，通常以检查者耳朵所在位置作为被检者注视方向。此时，位于黄斑鼻侧方向的视盘更容易被观察到。

3. 清晰对焦 这是前置镜观察眼底较为关键的一步，也是初学者需要通过练习才能熟能生巧的技能，主要有两种方法。以 90D 前置镜为例。

首先把裂隙灯调至低放大倍率。低放大倍率下具有更大的焦深，更容易找到清晰眼底像的位置。

（1）方法一：移动手柄把裂隙灯照明光带移动至被检眼瞳孔中央位置，此时观察到瞳孔充满来自眼底的橘红色反光。将前置镜用前述手法稳定地固定于被检眼正前方 7~8mm 处，使用手柄将裂隙灯向前推至离被检眼最近的位置，从目镜中观察前置镜中的图像，然后把裂隙灯逐渐向后拉，远离被检眼，在此过程中即可找到眼底像清晰呈现在前置镜中的位置，并使用手柄前后调整以清晰对焦。

（2）方法二：将裂隙灯向后拉，置于离被检眼较远的位置，并把光带调整至被检眼瞳孔中央位置，然后先将前置镜放置于离被检眼正前方 1~2cm 处，从目镜中观察前置镜中被检眼的像，逐渐把裂隙灯向前推进，同时适当移近前置镜。检查者此时可观察到被检眼缩小、倒立的图像。保持被检眼瞳孔位于前置镜中央的同时，逐渐将前置镜移近，使被检眼整个瞳孔充满整个前置镜，在此过程中前后调整裂隙灯，以获得清晰的眼底图像。

4. 眼底观察

（1）通常以视盘作为第一检查部位：前置镜中的眼底图像为间接获得的倒立的实像，即上下、左右颠倒。因此，在前置镜中，被检眼黄斑位于视盘的鼻侧方向。当被检者移动前置镜时，眼底图像向相反的方向运动。裂隙光带在前置镜上半部分扫描眼底时，观察到的是下方视网膜；反之裂隙光带在前置镜下半部分扫描眼底时，观察到的是上方视网膜。为了观察较周边部的视网膜，可以嘱被检者稍改变眼位，转向要观察的视网膜部位所在的方向。

（2）眼底观察的顺序（图 11-2）：通常首先为视盘部、黄斑部，然后依次为颞上、颞下、鼻上、鼻下这 4 个血管弓。

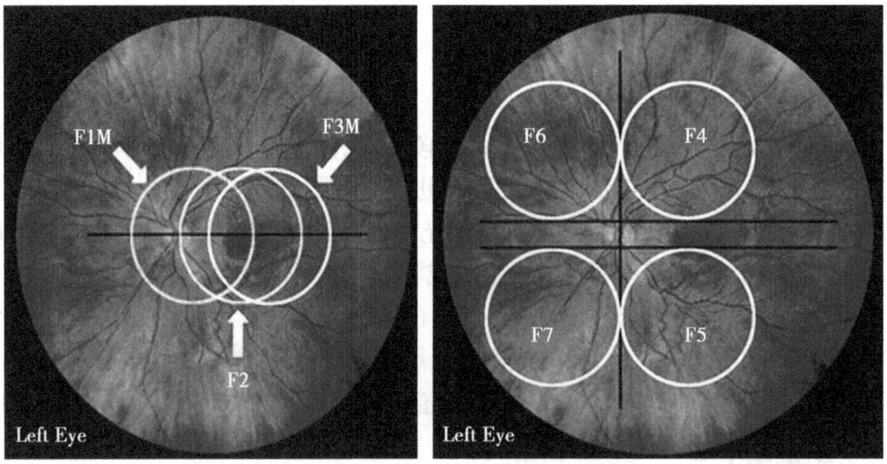

图 11-2 眼底检查区域及顺序

F1M 视盘区；F2 黄斑区；F3M 黄斑颞侧区；F4 颞上区；F5 颞下区；F6 鼻上区；F7 鼻下区

笔记

（3）由于检查者在裂隙灯显微镜下双目观察前置镜下的眼底，所以能获得立体感很强的眼底图像，可以详细评估视盘、视杯的形态、黄斑部的细微形态结构，如视盘的倾斜、陡峭或平坦的视杯、黄斑水肿时的不规则隆起等。对于黄斑部形态的评估，可采用裂隙光带法：将裂隙光带减小到最细，在中、高放大倍率下，分别用垂直和水平的裂隙照明光带扫描黄斑部，检查是否存在由于黄斑部不规则改变所致的光带的弯曲或不连续。进行黄斑部的检查时，照明光带停留在同一位置的时间不应超过 8~10s。

5. 检查左眼　右手持前置镜于被检者左眼前用右眼观察，左手操作裂隙灯，重复 2~4 步。

6. 双眼对比并记录　眼底检查要注意双眼对比。

【记录】

裂隙灯下前置镜眼底检查结果的记录内容和其他眼底检查的记录内容基本相同。但是值得注意的是，前置镜下获得的眼底图像为倒立的实像，即上下、左右均颠倒，检查结果应记录实际的眼底图像，而不是前置镜里所显示的图像。对物、像对应关系转换困难的检查者，可以采用把记录图表翻转 180°进行记录，也可获得正确的眼底结构对应关系，不过一般不推荐这种方法。

【记录示例】

见图 11-3。

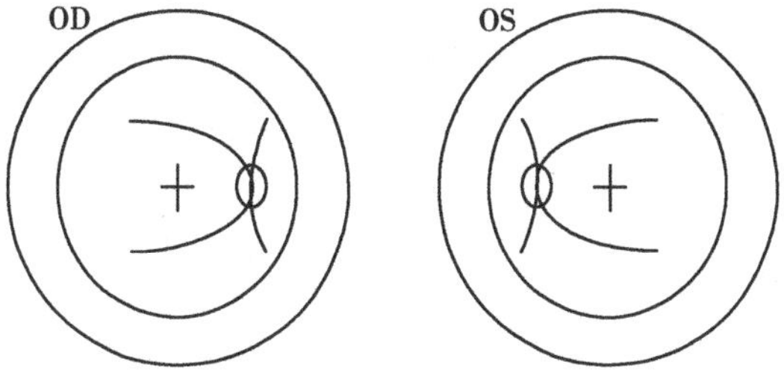

图 11-3　眼底检查记录

（林　娜）

笔记

附:前置镜眼底检查记录单

姓名:____________ 学号:____________ 班级:____________ 日期:____________

90D 前置镜检查记录

被检者姓名:____________ 散瞳前瞳孔:____________

散瞳剂:____________(　　)眼,间隔________分钟;

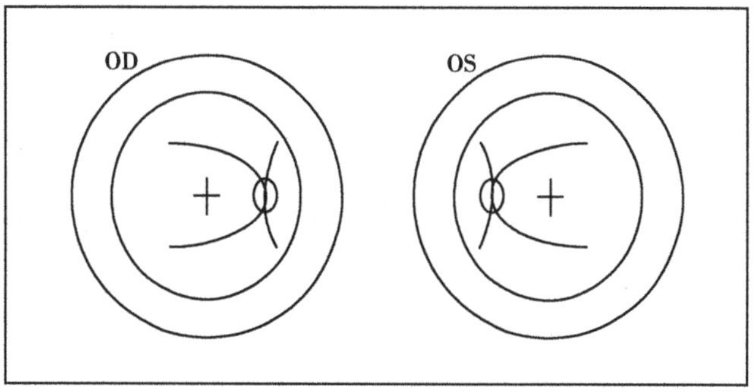

OD	眼底检查	OS
	屈光介质	
	C/D ratio H/V	
	视盘边界	
	盘沿组织	
	血管形态	
	黄斑	
	背景形态	

实训十二

双眼视功能检查

双眼视功能检查(binocular vision function examination)是了解被检查者双眼对称及协同工作能力的一项检查,主要包括调节和聚散两方面检查。聚散方面的检查主要有:集合近点(见实训二)、隐斜(phoria)测量、聚散能力(vergence)测量、融像测量等。调节方面的检查主要有:调节幅度(见实训二)、NRA/PRA(见实训五)、调节滞后(FCC 法,见实训五)、调节灵活度等。

一、隐 斜 测 量

(一) Von Graefe 法远距水平隐斜测量

【目的】

测量注视远处时,双眼融像打破后双眼视轴的水平相对位置。

【准备】

1. **环境** 避免眩光光源干扰。

2. **仪器** 在综合验光仪上设置被检者的远距屈光矫正度数与远用瞳距,将 Risley 棱镜放到被检者的窥孔前,在右眼前设置 $12^{\triangle}$BI 棱镜作为测量镜,左眼前设置 $6^{\triangle}$BU 棱镜作为分离镜(图 12-1)。

3. **人员** 注视单眼最佳矫正视力(如果左、右眼不同,则选择视力较差眼)上一至两行单个视标(图 12-2)。

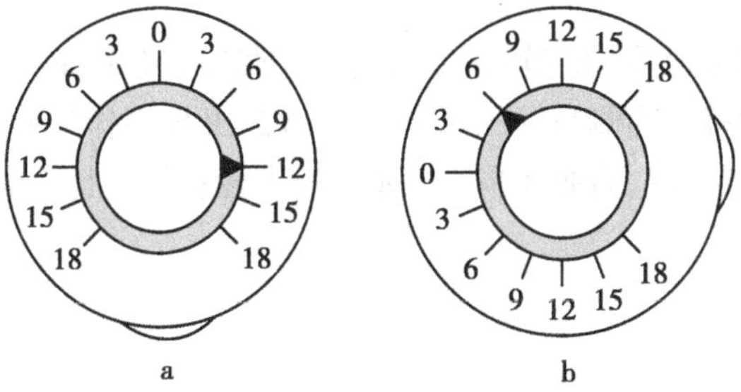

图 12-1 检查者看到的棱镜设置情况

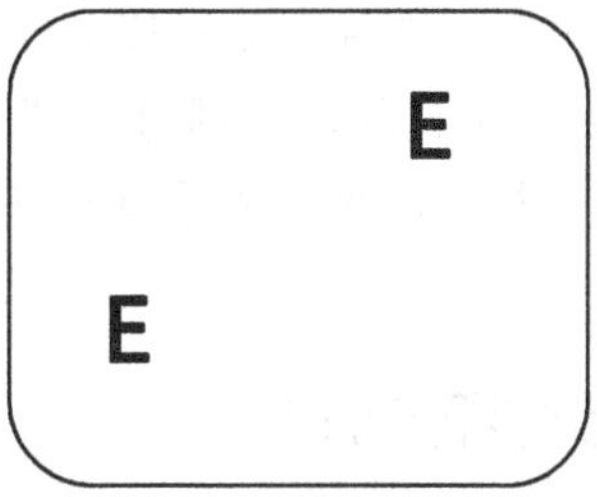

图 12-2 被检测者看到的视标情况

笔记

【步骤和方法】

1. 请被检者睁开双眼,问他看到几个视标及其相互位置关系。

(1) 如果被检者报告只看到一个视标,检查被检者是否一眼视线被遮挡。

(2) 如果被检者报告看到两个视标,且相对位置是一个左上、一个右下,这时可增加右眼前的棱镜度数直至被检者看到一个视标在右上、一个在左下。

2. 让被检者注视下方的视标,并保持视标清晰。

3. 在注视下方视标同时用余光注意上方的视标,并告诉他两个视标会逐渐在垂直方向对齐再分开,再次对齐,两次对齐时报告。

4. 以 $2^{\triangle}$/s 的速度减少右眼前棱镜度,直至被检者报告两个视标在垂直方向对齐,留意此时的棱镜底方向和度数并继续朝同样方向转动棱镜直至被检者又报告视标分离。

5. 然后反方向转动棱镜直至两个视标重新垂直对齐,记录此时的棱镜底方向和度数。

6. 第 3 步和第 5 步结果的均值就是测量的最终结果,记录棱镜度并根据其方向判断偏斜的类型。

【记录】

1. **检查结果常用缩写** DLP:远距水平隐斜

2. **记录示例**

DLP:正位

DLP:$2^{\triangle}$外斜视

DLP:$4^{\triangle}$内斜视

【正常值】

$1^{\triangle}$XP(± $3^{\triangle}$)

老视被检者为 $1^{\triangle}$EP(± $1^{\triangle}$)

(二) Von Graefe 远距垂直隐斜测量

【目的】

测量注视远处时,双眼融像打破后双眼视轴的水平相对位置。

【准备】

1. **环境** 避免眩光光源干扰。

2. **仪器** 在综合验光仪上设置被检者的远距屈光矫正度数与远用瞳距,将 Risley 棱镜放到被检者的窥孔前,在左眼前设置 $6^{\triangle}$BU 棱镜作为测量镜,右眼前设置 $12^{\triangle}$BI 棱镜作为分离镜。

3. **人员** 注视单眼最佳矫正视力(如果左、右眼不同,则选择视力较差眼)上一至两行单个视标。

【步骤和方法】

1. 请被检者睁开双眼,问他看到几个视标及其相互位置关系。

(1) 如果被检者报告只看到一个视标,检查被检者是否一眼视线被遮挡。

(2) 如果被检者报告看到两个视标,且相对位置是一个左上,一个右下,这时可增加右眼前的棱镜度数直至被检者看到一个视标在右上,一个在左下。

笔记

2. 让被检者注视右侧的视标，并保持视标清晰。

3. 在注视右侧视标同时用余光注意左侧的视标，并告诉他两个视标会逐渐在水平方向对齐，再分开，然后再次对齐，两次视标对齐时报告。

4. 以 $2^{\triangle}$/s 的速度减少左眼前棱镜度，直至被检者报告两视标在水平方向对齐，留意此时的棱镜底方向和度数并继续朝同样方向转动棱镜直至被检者又报告视标分离。

5. 然后反方向转动棱镜直至两个视标重新水平对齐，记录此时的棱镜底方向和度数。

6. 第 3 步和第 5 步结果的均值就是测量的最终结果，记录棱镜度并根据其方向判断偏斜的类型。

【记录】

1. **检查结果常用缩写**　DVP：远距垂直隐斜

2. **记录示例**

DVP：正位

DVP：OS $1^{\triangle}$上隐斜

DVP：OD $0.5^{\triangle}$上隐斜

【正常值】

正位

（三）Von Graefe 法检测近距水平隐斜

【目的】

测量近距注视时将双眼融像破坏后双眼视轴的水平相对位置，该方法还可用于测量 AC/A 比率。

【准备】

1. **环境**　近照明灯照向视标。

2. **仪器**　综合验光仪、近点杆、近点卡；在综合验光仪上设置被检者的近距屈光矫正度数与近用瞳距；将近点卡放在被检者眼前 40cm 处；将 Risley 棱镜放到被检者的窥孔前，在右眼前设置 $12^{\triangle}$BI 棱镜作为测量镜，左眼前设置 $6^{\triangle}$BU 棱镜作为分离镜。

3. **人员**　注视单眼最佳矫正视力（如果左、右眼不同，则选择视力较差眼）上一至两行单个视标。

【步骤和方法】

1. 请被检者睁开双眼，问他看到几个视标及其相互位置关系。

（1）如果被检者报告只看到一个视标，检查被检者是否一眼视线被遮挡。

（2）如果被检者报告看到两个视标，且相对位置是一个左上，一个右下，这时可增加右眼前的棱镜度数直至被检者看到一个视标在右上，一个在左下。

2. 让被检者注视下方的视标，并保持视标清晰。

3. 在注视下方视标同时用余光注意上方的视标，并告诉他两个视标会逐渐在垂直方向对齐再分开，然后再次对齐，两次对齐时报告。

4. 以 $2^{\triangle}$/s 的速度减少右眼前棱镜度，直至被检者报告两视标在垂直方向对齐，留意此时的棱镜底方向和度数并继续朝同样方向转动棱镜直至被检者又报告视标分离。

笔记

5. 然后反方向转动棱镜直至两个视标重新垂直对齐，记录此时的棱镜底方向和度数。

6. 第3步和第5步结果的均值就是测量的最终结果，记录棱镜度并根据其方向判断偏斜的类型。

7. 可以用该方法测量AC/A比率，在被检者双眼前同时加+1.00D或-1.00D，所测量的隐斜的度数会发生变化，变化的量即为AC/A比率，等于两次隐斜测量的差值。

【记录】

1. **检查结果常用缩写** NLP：近距水平隐斜 AC/A：调节性集合/调节

2. **记录示例**

NLP：正位

NLP：$2^{\triangle}$外斜视，-1.00D：$2^{\triangle}$内斜视，AC/A 4/$1^{\triangle}$/D

NLP：$4^{\triangle}$内斜视，+1.00D：$3^{\triangle}$外斜视，AC/A 7/$1^{\triangle}$/D

【正常值】

NLP：$3^{\triangle}$XP（±$3^{\triangle}$）

老视被检者为$8^{\triangle}$XP（±$3^{\triangle}$）

AC/A：4/1（±$2^{\triangle}$）

（四）Von Graefe法检测近距垂直隐斜

【目的】

测量近距注视时将双眼融像破坏后双眼视轴的垂直相对位置。

【准备】

1. **环境** 近照明灯照向视标。

2. **仪器** 综合验光仪、近点杆、近点卡；在综合验光仪上设置被检者的近距屈光矫正度数与近用瞳距；将近点卡放在被检者眼前40cm处；将Risley棱镜放到被检者的窥孔前，在左眼前设置$6^{\triangle}$BU棱镜作为测量镜，右眼前设置$12^{\triangle}$BI棱镜作为分离镜。

3. **人员** 注视单眼最佳矫正视力（如果左、右眼不同，则选择视力较差眼）上一至两行单个视标。

【步骤和方法】

1. 请被检者睁开双眼，问他看到几个视标及其相互位置关系。

（1）如果被检者报告只看到一个视标，检查被检者是否一眼视线被遮挡。

（2）如果被检者报告看到两个视标，且相对位置是一个左上，一个右下，这时可增加右眼前的棱镜度数直至被检者看到一个视标在右上，一个在左下。

2. 让被检者注视右侧的视标，并保持视标清晰。

3. 在注视右侧视标同时用余光注意左侧的视标，并告诉他两视标会逐渐在水平方向对齐，再分开，然后再次对齐，两次视标对齐时报告。

4. 以$2^{\triangle}$/s的速度减少左眼前棱镜度，直至被检者报告两个视标在水平方向对齐，留意此时的棱镜底方向和度数并继续朝同样方向转动棱镜直至被检者又报告视标分离。

笔记

5. 然后反方向转动棱镜直至两个视标重新水平对齐，记录此时的棱镜底方向和度数。

6. 第3步和第5步结果的均值就是测量的最终结果，记录棱镜度并根据其方向判断偏斜的类型。

【记录】

1. **检查结果常用缩写**　NVP:近距垂直隐斜

2. **记录示例**

NVP:正位

NVP:左眼 $1^{\triangle}$上隐斜

NVP:右眼 $0.5^{\triangle}$上隐斜

【正常值】

正位

二、Worth 四点检查

【目的】

主要用于测量被检者是否有正常的双眼平面融像功能。

【准备】

1. **仪器**　Worth 四点灯(图 12-3)、红绿眼镜或综合验光仪(仅限远距)。

2. **环境**　避免眩光光源干扰。

3. **人员**　近距矫正镜片前加戴红绿眼镜。

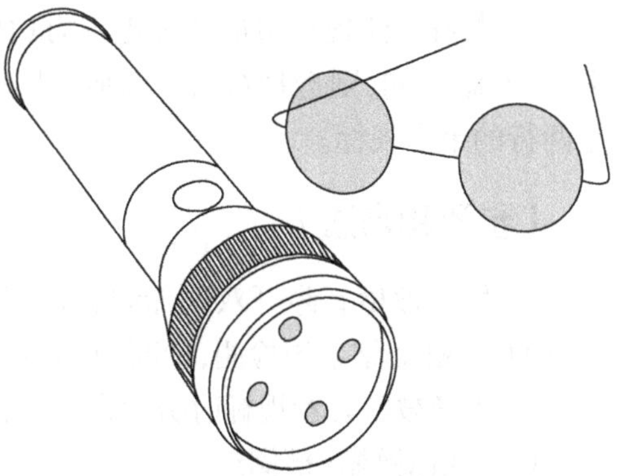

图 12-3　Worth 四点灯和红绿眼镜

【步骤和方法】

1. 检查者手持 Worth 四点灯于 40cm/3m 处或选择投影仪上的 Worth 四点视标。

2. 请被检者说出眼前看到几个点。

3. 记录被检者所看到的情况,并判断其平面融像功能。

【记录】

1. **记录说明**　根据被检者对 Worth 四点测量的反应可作以下解释:

(1) 融像:被检者看到 4 点,右眼和左眼的像在视网膜对应点上,具有正常融像。

(2) 抑制:被检者看到 2 点,说明仅戴红色滤光片的右眼注视,左眼抑制;或者被检者看到 3 点,说明仅戴绿色滤光片的左眼注视,右眼抑制。

(3) 复像:被检者看到 5 点,说明像不在双眼视网膜的对应点上,可根据复像的相对位置(同侧复视还是交叉复视)判断眼位偏斜。对 Worth 四点产生复像反应的被检者有两类:一是斜视,在正常情况下不发生融像;二是隐斜视,这些被检者在正常情况下有融像,但当融像被红、绿滤光片破坏时,无法保持双眼的一致。

2. **记录示例**

近距:4 点,正常融像

近距:2 点,左眼抑制

笔记

【正常值】

4点，正常融像。

三、聚散能力测量

(一)远距水平聚散能力测量

【目的】

用棱镜诱发水平位置视网膜像分开，通过增加棱镜度数迫使被检者调动集合/散开系统来补偿分开以保持双眼视觉，从而测量远距双眼水平方向集合和散开能力。

【准备】

1. **仪器** 在综合验光仪上设置被检者的远距屈光矫正度数与远用瞳距，将Risley棱镜放到被检者双眼窥孔前，将零刻度均指向12点位(图12-4)。

2. **环境** 避免眩光光源干扰。

3. **人员** 注视单眼最佳矫正视力(如果左、右眼不同，则选择视力较差眼)上一至两行的单个视标。

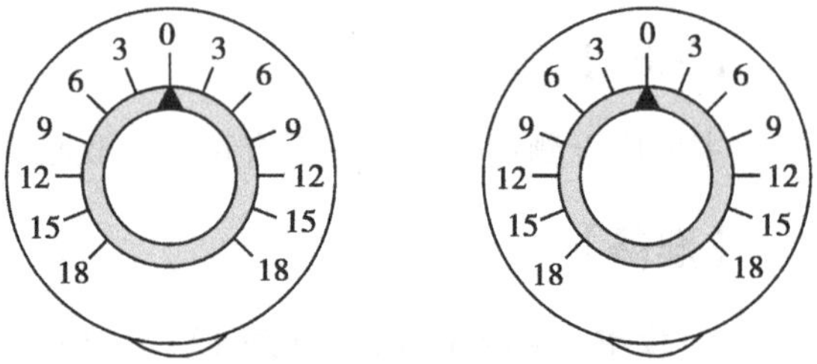

图12-4 Risley棱镜摆放的位置

【步骤和方法】

1. 指导被检者睁开双眼，问其看到几个注视视标。此时应该看到一个清晰视标，如果看到两个视标，结束该检测，诊断为“复视”。

2. 指导被检者看视标时努力保持视标清晰，当出现以下现象时报告：

(1) 视标模糊(模糊点)。

(2) 视标变成两个(破裂点)。

(3) 视标重新变成一个(恢复点)。

(4) 视标移向左边或右边。此时说明一只眼睛被抑制，通过询问视标朝哪个方向移动可以判断哪一眼被抑制(视标将移向非抑制眼前的棱镜顶的方向)。例如，如果做BO检测时，被检者报告视标移向左边，说明右眼在注视，左眼被抑制。

3. 先做BI检测再做BO检测，以$1^{\triangle}$/s速度匀速同时增加双眼前BI棱镜，当被检者报告模糊、破裂时记住Risley棱镜上所指向的棱镜度，同时继续保持匀速转动棱镜使视标分离加大，再反方向转动棱镜至被检者报告视标重新变成一个时停止。

4. 记录当被检者分别报告模糊点、破裂点和恢复点时的双眼棱镜度数之和。

【记录】

1. **记录说明**

(1) 表明为远距检测，注明不同棱镜方向(BI、BO)时的检测结果。

(2) 每项结果应包括三个值：即模糊点、破裂点、和恢复点时的棱镜度。

(3) 如果无模糊点，用x来表示。

笔记

(4) 如果恢复点与你期望的方向相反，用负值表示。

2. **记录举例**

远距水平聚散力：BI x/10/4　BO 12/18/8

远距水平聚散力：BI 右眼抑制　BO 4/6/-2

【正常值】

Morgan（成人，临床人群）：	远距 BI：x/7/4	标准差 x/3/2
	远距 BO：9/19/10	标准差 4/8/4
Saladin and Sheedy（成人，非临床人群）：	远距 BI：x/8/5	标准差 x/3/3
	远距 BO：15/28/20	标准差 7/10/11

（二）远距垂直聚散能力测量

【目的】

用棱镜诱发垂直位置视网膜像分开，通过增加棱镜度数迫使被检者调动集合 / 散开系统来补偿分开以保持双眼视觉，从而测量远距双眼垂直方向集合和散开能力。

【准备】

1. **仪器**　在综合验光仪上设置被检者的远距屈光矫正度数与远用瞳距，将 Risley 棱镜放到被检者双眼窥孔前，将零刻度均指向 3 点位。

2. **环境**　避免眩光光源干扰。

3. **人员**　注视单眼最佳矫正视力（如果左、右眼不同，则选择视力较差眼）上一至两行的单个视标。

【步骤和方法】

1. 指导被检者睁开双眼，问其看到几个注视视标。此时应该看到一个清晰视标，如果看到两个视标，结束该检测，诊断为“复视”。

2. 指导被检者看视标时努力保持视标清晰，当出现以下现象时请报告：

(1) 视标变成两个（破裂点）。

(2) 视标重新变成一个（恢复点）。

3. 以 $1^{\triangle}$/s 速度匀速增加右眼前 BU 棱镜，当被检者报告破裂时记住 Risley 棱镜上所指向的棱镜度，同时继续保持匀速转动棱镜使视标分离加大，再反方向转动棱镜至被检者报告视标重新变成一个时停止。同法行 BD 棱镜测量。

4. 记录当被检者分别报告破裂点和恢复点时的右眼棱镜度数。

【记录】

1. **记录说明**

(1) 表明为远距检测，注明不同棱镜方向（BU、BD）时的检测结果。

(2) 每项结果应包括两个值：即破裂点和恢复点时的棱镜度。

(3) 该检查不应出现模糊点。

(4) 如果恢复点与你期望的方向相反，用负值表示。

2. **记录举例**　远距垂直聚散力 OD：BU 3/2　BD 2/-1

笔记

【正常值】

破裂点：$3^{\triangle}$~$4^{\triangle}$
恢复点：$1.5^{\triangle}$~$2^{\triangle}$

(三)近距水平聚散能力测量

【目的】

用棱镜诱发水平位置视网膜像分开，通过增加棱镜度数迫使被检者调动集合 / 散开系统来补偿分开以保持双眼视觉，从而测量近距双眼水平方向集合和散开能力。

【准备】

1. **仪器** 综合验光仪、近点杆、近点卡；在综合验光仪上设置被检者的近距屈光矫正度数与近用瞳距；将近点卡放在被检者眼前 40cm 处；将 Risley 棱镜放到被检者的窥孔前，将零刻度均指向 12 点位。

2. **环境** 近照明灯照向视标。

3. **人员** 注视单眼最佳矫正视力（如果左、右眼不同，则选择视力较差眼）上一至两行单个视标。

【步骤和方法】

1. 指导被检者睁开双眼，问其看到几个注视视标。此时应该看到一个清晰视标，如果看到两个视标，结束该检测，诊断为“复视”。

2. 指导被检者看视标时努力保持视标清晰，当出现以下现象时请报告：

（1）视标模糊（模糊点）。

（2）视标变成两个（破裂点）。

（3）视标重新变成一个（恢复点）。

（4）视标移向左边或右边。此时说明一只眼睛被抑制，通过询问视标朝哪个方向移动可以判断哪一眼被抑制（视标将移向非抑制眼前的棱镜顶的方向）。例如，如果做 BO 检测时，被检者报告视标移向左边，说明右眼在注视，左眼被抑制。

3. 先做 BI 检测再做 BO 检测，以 $1^{\triangle}$/s 速度匀速同时增加双眼前 BI 棱镜，当被检者报告模糊、破裂时记住 Risley 棱镜上所指向的棱镜度，同时继续保持匀速转动棱镜使视标分离加大，再反方向转动棱镜至被检者报告视标重新变成一个时停止。

4. 记录当被检者分别报告模糊点、破裂点和恢复点时的双眼棱镜度数之和。

【记录】

记录说明

（1）表明为近距检测，注明不同棱镜方向（BI、BO）时的检测结果。

（2）每项结果应包括三个值：即模糊点、破裂点和恢复点时的棱镜度。

（3）如果无模糊点，用 x 来表示。

（4）如果恢复点与你期望的方向相反，用负值表示。

【举例】

笔记

近距水平聚散力：BI 14/20/18 BO 20/28/24

近距水平聚散力:BI 右眼抑制 BO 14/20/8

【正常值】

Morgan(成人,临床人群):	近距 BI:13/21/13	标准差 4/4/5
	近距 BO:17/21/11	标准差 5/6/7
Saladin and Sheedy(成人,非临床人群):	近距 BI:14/19/13	标准差 6/7/6
	近距 BO:22/30/23	标准差 8/12/11

(四)近距垂直聚散能力测量

【目的】

用棱镜诱发垂直位置视网膜像分开,通过增加棱镜度数迫使被检者调动集合 / 散开系统来补偿分开以保持双眼视觉,从而测量近距双眼垂直方向集合和散开能力。

【准备】

1. **仪器** 综合验光仪、近点杆、近点卡;在综合验光仪上设置被检者的近距屈光矫正度数与近用瞳距;将近点卡放在被检者眼前 40cm 处;将 Risley 棱镜放到被检者的窥孔前,将零刻度均指向 3 点位。

2. **环境** 近照明灯照向视标。

3. **人员** 注视单眼最佳矫正视力(如果左、右眼不同,则选择视力较差眼)上一至两行单个视标。

【步骤和方法】

1. 指导被检者睁开双眼,问其看到几个注视视标。此时应该看到一个清晰视标,如果看到两个视标,结束该检测,诊断为“复视”。

2. 指导被检者看视标时努力保持视标清晰,当出现以下现象时请报告:

(1)视标变成两个(破裂点)。

(2)视标重新变成一个(恢复点)。

3. 以 $1^{\triangle}$/s 速度匀速增加右眼前 BU 棱镜,当被检者报告破裂时记住 Risley 棱镜上所指向的棱镜度,同时继续保持匀速转动棱镜使视标分离加大,再反方向转动棱镜至被检者报告视标重新变成一个时停止。同法行 BD 棱镜测量。

4. 记录当被检者分别报告破裂点和恢复点时的右眼棱镜度数。

【记录】

1. 记录说明

(1)表明为近距检测,注明不同棱镜方向(BU、BD)时的检测结果。

(2)每项结果应包括两个值:即破裂点和恢复点时的棱镜度。

(3)该检查不应出现模糊点。

(4)如果恢复点与你期望的方向相反,用负值表示。

2. **记录示例** 近距垂直聚散力 OD:BU 4/2 BD 3/-1

【正常值】

破裂点:$3^{\triangle}$~$4^{\triangle}$

笔记

恢复点：$1.5^{\triangle}$~$2^{\triangle}$

四、调节灵活度

【目的】

测量被检者单眼或双眼做出快速、准确的调节变化的能力。可用于区分原发性双眼协同问题和调节问题。

【准备】

1. **仪器** ±2.00D 反转拍，遮盖板，偏振镜，偏振条形阅读器，近点灯，秒表，近视力表。
2. **环境** 近照明灯照向视标。
3. **人员** 被检者戴远用矫正处方，手持近视标，双眼测量时在习惯处方基础上戴偏振眼镜，近距视标上加上条形阅读器。

【步骤和方法】

1. 将 +2.00D 镜片放在被检者眼前，请他看清视标时报告。
2. 视标一变清，立即翻转镜片至 -2.00D。
3. 重复步骤 1~2，记录 60s 内的循环次数。一个循环包括 +2.00 和 -2.00D。检查过程中让被检者确定他能通过条形阅读器看到所有字幕。如果被检者不能，说明他的某一眼被抑制了。确定哪一眼受到抑制，进行步骤 6。
4. 如果被检者在一分钟内完成 8 个或以上循环，记录确切的循环数。如果被检者一分钟完成的循环数少于 8，进行步骤 6。
5. 如果被检者通过了双眼调节灵活度测试，就结束检查。如果被检者未通过，去掉偏振眼镜和条形阅读器，继续步骤 6 和 7 去测试单眼调节灵活度。
6. 遮盖被检者左眼，在右眼重复步骤 1 和 2。记录一分钟内被检者完成的完整循环数。
7. 遮盖被检者右眼，在左眼重复步骤 1 和 2。记录一分钟内被检者完成的完整循环数。

【记录】

1. **检查结果常用缩写** CPM（每分钟循环次数）。
2. **记录示例**

调节灵活度 OU 4cpm，正镜困难，负镜容易 / OD 12cpm，OS 11cpm

调节灵活度 OU 负镜不能 / OD 负镜不能，OS 负镜不能

【正常值】

8~12 岁儿童：5cpm OU，7cpm OD/OS

13~30 岁成人：10cpm OU，11cpm OD/OS

双眼间差异小于 4cpm

（徐菁菁）

笔记

附:视功能检查——隐斜记录单

姓名:__________ 学号:__________ 班级:__________ 日期:__________

被检者基本信息

姓名:__________ 年龄:_____

屈光矫正度数 OD:________________

OS:________________

ADD:__________ PD:_______

(一) 远距隐斜的测量

注视视标的选择:______________

1. 远距水平隐斜

第一次对齐:__________ 第二次对齐:__________

记录:____________________________________

2. 远距垂直隐斜

第一次对齐:__________ 第二次对齐:__________

记录:____________________________________

(二) 近距隐斜的测量

1. 近距水平隐斜

第一次对齐:__________ 第二次对齐:__________

记录:____________________________________

2. 近距垂直隐斜

第一次对齐:__________ 第二次对齐:__________

记录:____________________________________

(三) AC/A 比率的测量

在原近用屈光矫正度数的基础上加上 +1.00D 或 -1.00D,复测的隐斜量,记录该隐斜量:

____

该被检者 AC/A 比率为:________________________

(四) Worth 4 点

____

附：双眼视功能检查——聚散能力测量记录单

姓名：__________ 学号：__________ 班级：__________ 日期：__________

被检者基本信息

姓名：__________ 年龄：______

屈光矫正度数 OD：________________

OS：________________

ADD：__________ PD：________

(一) 远距聚散能力的测量

注视视标的选择：________________

远距聚散能力	有无报告模糊点		有无报告破裂点		报告恢复点时所指向的棱镜度	结果记录
	有（请注明报告模糊点时所指向的棱镜度）	无	有（请注明报告破裂点时所指向的棱镜度）	无（请注明视标变化的方向）		
水平						
垂直						

(二) 近距聚散能力的测量

注视视标放置距离：______ 注视视标的选择：______________

近距聚散能力	有无报告模糊点		有无报告破裂点		报告恢复点时所指向的棱镜度	结果记录
	有（请注明报告模糊点时所指向的棱镜度）	无	有（请注明报告破裂点时所指向的棱镜度）	无（请注明视标变化的方向）		
水平						
垂直						

附：双眼视功能检查——调节测量记录单

姓名：____________ 学号：____________ 班级：____________ 日期：____________

被检者基本信息

姓名：____________ 年龄：______

屈光矫正度数 OD：____________________

OS：____________________

（一）融合性交叉柱镜测量

注视视标的选择：________________

JCC 交叉柱镜的设置：红点位于 □ 1. 水平位 □ 2. 垂直位

环境照明的选择：□ 1. 明亮照明 □ 2. 昏暗照明

在照明合适的情况下被检者判断哪一组线条清晰：

□ 垂直线条清	□ 水平线条清或两组线条一样
在此情况下可做以下调整： ________________________ 调整后被检者判断： □ 垂直线条清（测量终止） 结果判断 □ 1. 调节超前 □ 2. 调节滞后	加正镜至： 垂直线条清时的读数：________ 两组线条一样时的读数：______ 结果记录： 结果判断 □ 1. 调节超前 □ 2. 调节滞后

（二）正负相对性调节测量

注视视标的选择：________________

环境照明的选择：□ 1. 明亮照明 □ 2. 昏暗照明

操作顺序：□ 1. 先 NRA，后 PRA □ 2. 先 PRA，后 NRA

终点判断：________________________________

结果记录：________________________________

（三）调节灵活度

反转拍：______________________ □ OU：________________

□ OD：______________________ □ OS：________________

附:双眼视功能检查记录单

姓名:___________ 学号:___________ 班级:___________ 日期:___________

被检者姓名:___________ 年龄:_____

	隐斜	BI	BO	NRA	PRA
6m				/	/
40cm					
40cm+1D		/	/	/	/

融合性交叉柱镜 FCC=_______________D

隐斜和聚散测量梯度性 AC/A=_______________$^{\triangle}$/D

计算性 AC/A=_______________$^{\triangle}$/D

正负相对调节

NRA/PRA_______________D

调节灵活度——Flipper(±_____D)

OU:_____CPM OD:_____CPM OS:_____CPM

利用不同的法则对以上病例进行双眼视功能的临床判断

____

____

治疗方法选择

____

附 录

检查结果正常值/参考值

一、入 门 检 查

1. **视力** 8岁以上儿童及成年人正常视力：单眼均不低于1.0，双眼矫正视力差别不超过一行。屈光不正者的针孔视力应有改善，若无改善或变差的情况下，应考虑非屈光性因素，需要排除病理性原因。

2. **遮盖试验** $1^{\triangle}(\pm 2^{\triangle})$XP @D
$3^{\triangle}(\pm 3^{\triangle})$XP @N

3. **瞳孔检查** 暗环境瞳孔6~8mm；亮环境瞳孔大小在2~3mm。PERRL，RAPD(-)

4. **眼肌运动检查（EOM）** SAFE（smooth，accurate，full & extensive）

5. **指数视野筛查** 正常范围WNL（within normal limit）：颞侧100°，鼻侧60°，下方70°，上方55°~60°。

二、眼部健康检查

1. **眼压** 10~21mmHg，双眼差别小于5mmHg，昼夜变差小于8mmHg。

2. **Van Herick 周边房角镜检查** 周边前房深度不小于1/4角膜厚度。

3. **房角检查** 各象限可见CBB（睫状体带），且色素分布无异常，小梁网处无异常色素沉着。

三、双眼视功能检查

1. **调节幅度** 调节幅度不小于（15－年龄/4）D 平均值（18.5－0.3×年龄）

2. **集合近点（NPC test）** Break/Recovery 7/10cm

3. **隐斜** 远距水平隐斜：$1^{\triangle}$XP$(\pm 3^{\triangle})$；老视被检者为$1^{\triangle}$EP$(\pm 1^{\triangle})$
远距垂直隐斜：正位
近距水平隐斜：$3^{\triangle}$XP$(\pm 3^{\triangle})$；老视被检者为$8^{\triangle}$XP$(\pm 3^{\triangle})$
近距垂直隐斜：正位

4. AC/A $(4\pm 2)^{\triangle}$/D

5. **聚散能力**

（1）远距水平聚散能力

Morgan（成人，临床人群）：	远距BI：x/7/4	标准差x/3/2
	远距BO 9/19/10	标准差4/8/4
Saladin and Sheedy（成人，非临床人群）：	远距BI x/8/5	标准差x/3/3

笔记

远距 BO 15/28/20　标准差 7/10/11

（2）远距垂直聚散能力：破裂点：$3^{\triangle}\sim4^{\triangle}$　恢复点：$1.5^{\triangle}\sim2^{\triangle}$

（3）近距水平聚散能力

Morgan（成人，临床人群）：　近距 BI 13/21/13　标准差 4/4/5

近距 BO 17/21/11　标准差 5/6/7

Saladin and Sheedy（成人，非临床人群）：　近距 BI 14/19/13　标准差 6/7/6

近距 BO 22/30/23　标准差 8/12/11

（4）近距垂直聚散能力：破裂点：$3^{\triangle}\sim4^{\triangle}$　恢复点：$1.5^{\triangle}\sim2^{\triangle}$

6. FCC　+0.50（±0.50）D

7. 正负相对调节

（1）非老视者：NRA/PRA：+2.00（±0.50）/–2.37（±1.00）

（2）老视者：近附加与 NRA 的总和不应超过 +2.50D，当近附加准确时，NRA 和 PRA 的绝对值应该相同。

笔记

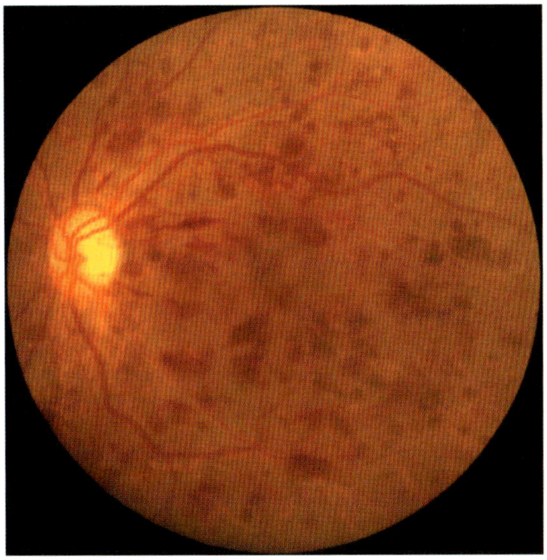

彩图 9-4　病变眼底照片——眼底出血